U0247786

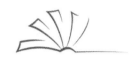

体液细胞学图谱

周道银◎主审　　段爱军　吴茅　闫立志◎主编

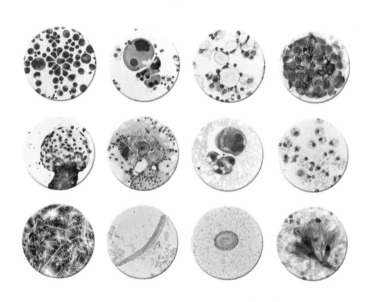

湖南科学技术出版社

 **《体液细胞学图谱》编委会**

主　审：周道银

主　编：段爱军　吴　茅　闫立志

副主编：周玉利　茹进伟　耿　立　田　毅

参编人员：（按姓氏笔画排序）

方金鑫　河南信合医院

田　毅　郑州大学第一附属医院

冯　琦　洛阳市中心医院

闫立志　内蒙古包钢医院

刘　洋　河南信合医院

孙　涛　河南信合医院

杨清兰　泉州市正骨医院

李京红　郑州大学第一附属医院

李德保　焦作市人民医院

吴　茅　浙江省人民医院

吴香云　河南信合医院

张一丹　河南信合医院

陈　丽　东莞市厚街医院

陈　勇　河南信合医院

罗　嫚　西双版纳傣族自治州人民医院

周玉利　杭州市第一人民医院

周显玲　河南信合医院

周道银　上海长海医院

茹进伟　乐昌市人民医院

段爱军　河南信合医院

耿　立　河南信合医院

耿淑萍　河南信合医院

袁长巍　北京美中宜和北三环妇儿医院

高　洋　包头市肿瘤医院

高建军　邯郸市第一医院

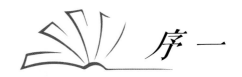

序一

体液常规细胞学检查是各大小医院都开展的基础检验项目，其检查内容包括细胞计数和细胞等有形成分形态学检查。其中，有形成分形态学检查即体液标本经过离心、涂片和瑞-吉染色后，用油镜对标本中各种细胞及其他有形成分进行检查、分析，具有操作简便、直观、结果准确，不需要特殊仪器，是临床最经典、最实用、最经济检查技术，有些形态学检查指标甚至是疾病诊断金标准，到目前为止，即使是先进的自动化分析仪器也不能取而代之。

河南信合医院段爱军教授和浙江省人民医院吴茅教授及所带领的团队，在日常工作中认真仔细，潜心研究，积累丰富经验，收集宝贵图片，精心总结撰写成《体液细胞学图谱》一书。本书从4万多幅图片中精选出1500余幅精美图片，涵盖不同类别的体液细胞、炎症细胞、各种肿瘤细胞等，此外还有各种结晶、管型、寄生虫（卵）、花粉等特殊类别的图片。图片细胞清晰、文字描述和图片相互对应，便于学习理解。本书内容丰富，共有11章，包括了浆膜积液、脑脊液、粪便、尿液、阴道分泌物及宫颈脱落细胞、前列腺液/精液、关节腔液、支气管肺泡灌洗液/痰液、胃液呕吐物/胆汁和其他少见类型的体液等内容。体液细胞学标本种类复杂，采集部位不同，细胞千变万化，千奇百态，特别是一些少见、罕见病例和特殊类别标本的细胞图片稀缺珍贵。该专著无疑是为培养形态学工匠人才提供了一本非常实用的参照图谱；是一本适合我国各级医院临床一线检验者和初学者学习实践的参考工具书。

上海长海医院周道银教授、浙江省人民医院吴茅教授、河南信合医院段爱军教授、内蒙古包钢医院闫立志教授在国内体液常规细胞学检查领域做了大量工作和突出贡献。1997年，由上海长海医院周道银教授主编的我国第一部体液细胞图谱《胸腹心包腔积液细胞诊断学图谱》出版；吴茅教授团队不断发掘完善，主编了《浆膜积液细胞图谱新解及病例分析》等专著；闫立志教授主编的《尿液有形成分图谱新解及病例分析》，均受到检验界的欢迎和好评。另外，吴茅教授领携的团队还创建了君安医学细胞平台，平台学员从初建时的三十余人发展至现在四万余人的全国性医学细胞学平台。吴茅教授和段爱军教授在胸腹水体液课题方面双双荣获省级科技成果进步奖，他们一起为推动全国检验人员体液细胞学检查水平而努力。通过平台的学习和交流，许多检验人学到了知识和本领，提高了水平；同时，通过创建的平台运转和维护，也锻炼了一批批青年的优秀检验人才，如本专著的副主编周玉利、茹进伟以及君安平台曾强武、刘超群等青年人才，从平台上脱颖而出，成为体液细胞学发展的有生力量。

　　本书图文并茂，注释简明扼要，凝聚了主编和编委老师们的大量心血。相信本图谱的出版，将有助于我国医学检验体液细胞学的发展，有利于提高我国体液细胞形态学的诊断水平。

佛山科学技术学院医药工程学院检验系主任

泽众杯全国医学检验技术专业大学生在线形态学读片大赛专家组成员　龚道元

2020 年 7 月 1 日

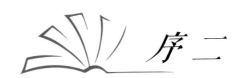

序二

由段爱军、吴茅、闫立志三位老师和团队精心编著的《体液细胞学图谱》即将出版面世，我对该书的出版表示极大的支持与推荐。

体液细胞学检验可能是临床检验基础领域较为薄弱的一个项目，虽然在许多检验教科书、专著、操作规范及专业指南上也有相应的篇幅进行介绍，但是形态学这部分内容相对欠缺，使得大家在临床工作中缺少资料，甚至无资料可借鉴。近年来国内出版的有关血液病及骨髓细胞形态学、外周血细胞形态学、尿液有形成分形态学方面的专著较为多见，但是以体液细胞形态学图谱为主题的专著并不多见。我所收藏的国外专著也都以尿液及体液检验为主题，如《Fundamentals of Urine and Body Fluid Analysis》《Urinalysis and Body Fluids》等专著和教材，虽包含许多体液检验理论和形态学内容，但介绍病理改变及病例分析的内容也不多见。

通过预览《体液细胞学图谱》一书的部分篇章，了解到该书介绍了各种体液细胞的形态学特征，并对细胞图片进行详细描述解读。体液标本不仅种类多，而且在不同疾病状态下同类细胞形态表现各异，各有特点。掌握这些细胞形态特征，可以更好地为临床提供及时、准确、有效的诊疗依据。该图谱非常适合广大临床检验人员在工作实践中参考借鉴，也可成为各医学院校临床检验医学及相关专业的学生、教职人员专业教材的辅助教材。

《体液细胞学图谱》一书共 11 个章节，包括浆膜腔积液、脑脊液、粪便、尿液、阴道分泌物及宫颈脱落细胞、前列腺液、精液、关节腔积液、支气管肺泡灌洗液、痰液、胃液及呕吐物、胆汁及其他少见类型的体液样本，结合多种染色方法，丰富了图谱内容。该书是介绍体液细胞形态学较为全面的一本图谱专著，书中详细描述了这些体液标本中出现的正常细胞、反应性细胞、肿瘤细胞、细菌与真菌、寄生虫、结晶等各种有形成分。本书所有图片均来自几位老师及同行的临床实际工作，结合多年来开展体液细胞学检验经验积累，收录了大量临床病例资料。作者从积累的 4 万多幅图片中精选 1500 余幅典型、高清图片，配有简明扼要的文字，使得图书以图文并茂、简洁直观、通俗易懂的方式呈现给读者。本书不仅收录了一些罕见病例图片，在染色方面，除经典瑞-吉染色方法外，还介绍了多种的染色方法，如刘氏染色、SM 染色、革兰染色、抗酸染色、墨汁染色、巴氏染色、HE 染色、碘染色、苏丹Ⅲ染色、铁染色、糖原染色、亚甲蓝染色等，这些染色法各有优势，又能弥补个别染色法的不足，有利于细胞形态的鉴别。

体液检验不应局限于常规检验内容，其深刻内涵应该在于形态学检验中发现的异常病理性改变，以及细胞结构特征变化，发现问题，及时与临床医生沟通联系，可能比病理检验更加快速、及时，还可以从检验前、检验中到检验后的更加全面分析样本改变，在发现原虫、寄生虫、细菌和真菌感染、反应性细胞、病毒包涵体、结晶体及其他污染物等方面，可能比病理检验更细致和全面，更有优势。细胞学检验人也可以成为医生的医生。

借此受邀撰写序的机会，向主编及团队的参编人员表示祝贺。该书的出版将极大满足临床检验工作者的需求，能够带给广大临床检验工作者非常好的经验借鉴，带来学习与提高的机会，有助于提升国内体液形态学检验的水平，能够更好、更加全面的为临床医生及患者服务。

北京协和医院检验科

中华医学会检验医学分会第十届委员会血液体液学组委员

2020 年 9 月 19 日

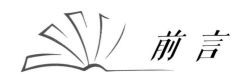

前 言

　　体液细胞形态学检验技术是临床实验室最基本、最简便、最实用的诊断技术。近几年，我国体液细胞学通过君安医学细胞平台等互联网信息化交流和举办细胞形态学质量控制及信息化教学推广培训班、脑脊液细胞学及体液形态培训班等多种教学形式的知识普及和推广应用，体液细胞形态学检验队伍迅速壮大。体液细胞学检查越来越被临床和检验界重视，成为不可缺少和替代的常规检查项目，大大促进全国细胞形态学诊断水平的提高，该项技术现已广泛应用于临床诊断、各类疾病鉴别诊断及疗效观察和预后判断等方面，对患者诊疗意义重要。

　　《体液细胞学图谱》一书，主要是介绍体液细胞的形态学特征，并对细胞图片进行详细描述。体液标本不仅种类多，而且在不同疾病状态下同类细胞形态表现各异，各有特点，掌握这些细胞形态特征，可以更好地为临床提供及时、准确、有效的诊疗依据。由于细胞形态的千变万化，要做到准确地辨别、分析这些细胞，特别是掌握各类体液细胞形态的特征和临床意义并非易事，我们编写《体液细胞学图谱》一书旨在为广大临床检验人员及医学院校教职人员提供一本实用的参考书，也可成为各级医学院校临床检验医学及相关专业的学生、教职人员专业教材的辅助教材。

　　本书共 11 章，包括浆膜腔积液、脑脊液、粪便、尿液、阴道分泌物及宫颈脱落细胞、前列腺液、精液、关节腔液、支气管肺泡灌洗液、痰液、胃液呕吐物、胆汁、其他少见类型的体液及各种染色方法。并详细描述了这些体液标本中出现的正常细胞、反应性细胞、肿瘤细胞、细菌、真菌、病毒包涵体、脂肪滴、结晶、浆质体、寄生虫及花粉等形态。本书所有图片均来自临床实际工作，并结合多年来开展体液细胞学检验积累的临床病例资料和经验总结，图片清晰、文字简明扼要，涵盖面广。本书从 4 万多幅图片中精选 1500 余幅典型图片，图文并茂、简洁直观、通俗易懂。本书还展示了一些罕见病例的特殊形态，在染色方面，除经典瑞-吉染色方法外，还介绍多种简便、快速染色方法，如刘氏染色、结晶紫-沙黄染色（SM 染色）、革兰染色、抗酸染色、墨汁染色、巴氏染色、苏木精-伊红染色（HE 染色）、碘染色、苏丹Ⅲ染色、铁染色、糖原染色、亚甲蓝染色（美兰染色）等，体现了形态学染色方法的实用性、多样性和艺术性，更方便读者理解。

本书编写过程中得到诸多领导、前辈和同行老师的关心、指导和帮助，特别是国内体液细胞学检验技术权威专家上海长海医院周道银教授为本书做了精细、严谨的审核。感谢龚道元教授在百忙之中为本书写序；感谢北京协和医院张时民教授为本书写序；感谢君安医学细胞平台各位专家老师毫无保留地分享病例与细胞图片；感谢各位副主编和编者的辛勤付出，特此一并致谢！

由于笔者学识浅薄，书中难免存在诸多不足，恳请广大读者、专家老师们不吝赐教，欢迎您的批评指正！

段爱军　吴 茅　闫立志

2020 年 7 月 6 日

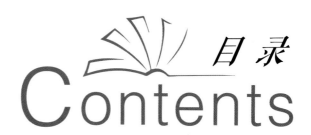

目 录

Contents

第一章　浆膜腔积液细胞图谱

第二章 脑脊液细胞图谱

第三章 粪便细胞图谱

第五章　阴道分泌物及宫颈脱落细胞图谱

第七章　关节腔积液细胞图谱

第十一章　各种染色方法图谱

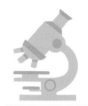

第一章 浆膜腔积液细胞图谱

浆膜腔包括胸膜腔、腹膜腔、心包腔和鞘膜腔 4 个部分，胸膜腔由被覆在胸壁内表面及纵隔侧面的壁胸膜和覆盖于左、右肺等脏器表面的脏胸膜组成；腹膜腔由衬覆于腹壁、盆腔内表面的壁腹膜和覆盖在脏器表面的脏腹膜组成；心包腔由衬覆于纤维性心包内面的壁层和衬于心肌层表面的脏层组成。浆膜腔膜由单层扁平上皮细胞构成，外层为结缔组织，通过间皮孔与毛细淋巴管相连，不同部位的间皮细胞可存在一定的形态差异，但大小基本一致，规则的细胞核、着色均匀且丰富的细胞质仍是间皮细胞区别于其他细胞的主要特征。引起浆膜腔积液增多的疾病较多，由于单层细胞的膜较薄，极易受炎症因子、药物、消化液、结核菌素等有害因素的影响，易受肿瘤细胞及炎症细胞的浸润，赋予了浆膜腔积液细胞学检验丰富的内涵。

浆膜腔积液检验包括常规检验、生化检验、细胞形态学检查及其他特殊检验，其中细胞形态学对疾病的诊断、预后及疗效评价有着重要的临床意义，及时、准确的细胞形态学图文报告可为临床提供有效的诊疗依据。本章节图未标注染色方法者均为瑞-吉染色，放大倍数为 1000 倍。

第一节 非恶性细胞

一、红细胞

1. 形态特点： 红细胞（erythrocyte）在浆膜腔积液中可出现 3 种形态：新鲜红细胞、陈旧红细胞及破碎红细胞，新鲜红细胞形态类同外周血红细胞形态，呈双凹圆盘形，中央较薄，染色淡，边缘较厚且染色深。陈旧红细胞着色偏深，为棕红色，有棘形红细胞、皱缩形、影细胞等多种形态改变。破碎红细胞由于细胞溶解破损，多呈裂片状或小球状，易被巨噬细胞吞噬。

2. 临床意义： 出现大量新鲜红细胞提示内脏器官或浆膜急性出血，少量新鲜红细胞也可见于穿刺损伤性出血；陈旧红细胞说明出血时间较长；红细胞碎片可被巨噬细胞或中性粒细胞吞噬。（图 1-1～图 1-4）

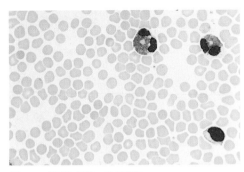

图1-1 新鲜红细胞，胸腔积液

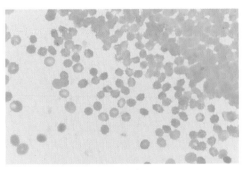

图1-2 皱缩红细胞，胸腔积液

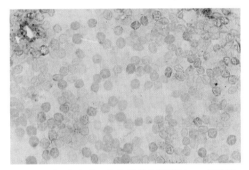

图1-3 陈旧红细胞，红细胞着色深浅不一、多边形、可见裂隙及影细胞，胸腔积液

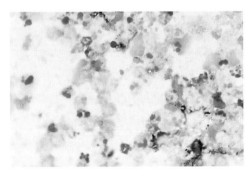

图1-4 陈旧红细胞，包裹性胸腔积液，瑞氏染色

二、中性粒细胞

1. 形态特点：中性粒细胞（neutrophilic granulocyte）胞体圆形或不规则形，胞质染粉红色或淡红色，有时可见吞噬的红细胞碎片和细菌，胞核杆状或分叶状。中性粒细胞可以出现不同程度的细胞凋亡，如核肿胀、核固缩或凋亡成多个小球状，核溶解等，胞质内可出现空泡变性。

2. 临床意义：中性粒细胞具有趋向能力和较强的吞噬活性，能吞噬细菌、坏死组织碎片及抗原抗体复合物等，是机体重要的防御细胞。若积液中出现大量中性粒细胞，提示急性感染或某些致炎因子渗出，可引起化脓性休克，病情危重，需及时和临床沟通，并进行处理。（图1-5～图1-10）

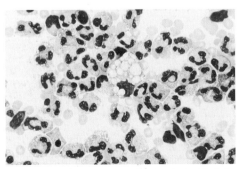

图1-5 中性粒细胞，数量明显增多，细胞形态完整，胸腔积液

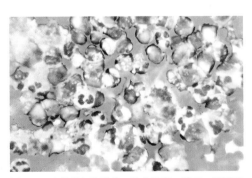

图1-6 中性粒细胞增多，胞体肿胀、溶解，胞膜破裂，胸腔积液

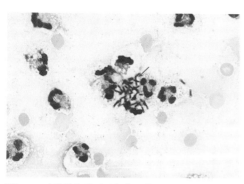

图 1-7　中性粒细胞吞噬细菌杆菌（箭头所指），细菌性腹膜炎，腹水

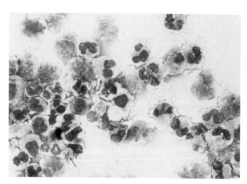

图 1-8　中性粒细胞吞噬大量球菌（箭头所指），化脓性胸膜炎，胸腔积液

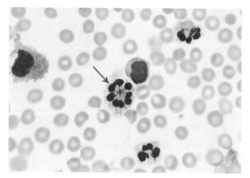

图 1-9　多分叶核中性粒细胞（箭头所指），胸腔积液

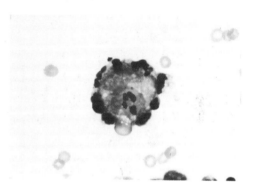

图 1-10　中性粒细胞黏附在肿瘤细胞上，肺癌，胸腔积液

三、嗜酸性粒细胞

1. 形态特点：嗜酸性粒细胞（eosinophilic granulocyte）胞体圆形或不规则，胞质内布满粗大、大小一致、分布均匀的橘红色或砖红色嗜酸性颗粒，部分颗粒因细胞破碎而溢出胞外。

2. 临床意义：嗜酸性颗粒中含有多种活性物质，嗜酸性粒细胞增多常见于多次穿刺损伤导致的气胸、血胸，也可见于肿瘤、结核、寄生虫感染等。（图1-11～图 1-18）

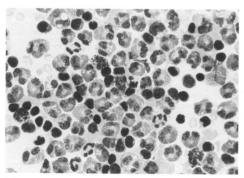

图 1-11　嗜酸性粒细胞，数量明显增多，气胸，胸腔积液

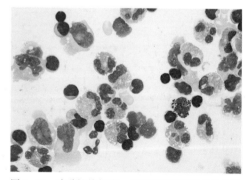

图 1-12　嗜酸性粒细胞，伴巨噬细胞和淋巴细胞增多，气胸，胸腔积液

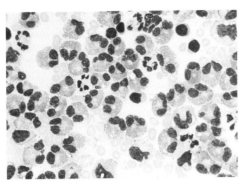

图 1-13　嗜酸性粒细胞，胸腔积液

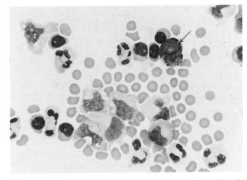

图 1-14　未成熟嗜酸性粒细胞（箭头所指），胞质内充满橘黄色和紫黑色颗粒，肋骨骨折，胸腔积液

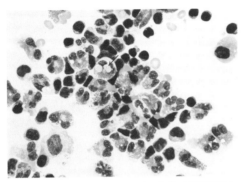

图 1-15　嗜酸性粒细胞吞噬 2 个红细胞（箭头所指），胸腔积液

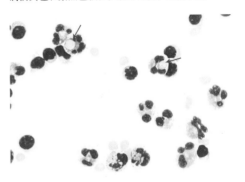

图 1-16　吞噬红细胞的嗜酸性粒细胞（箭头所指），气胸，胸腔积液

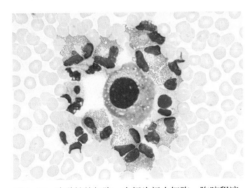

图 1-17　嗜酸性粒细胞，中间为间皮细胞，胸腔积液

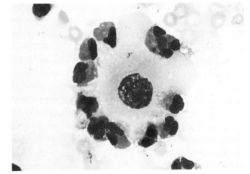

图 1-18　嗜酸性粒细胞，分布在退化间皮细胞周围，胸腔积液

四、嗜碱性粒细胞

　　1. 形态特点：嗜碱性粒细胞（basophilic granulocyte）呈圆形或不规则形，胞体大小 10～15 μm，胞质量少，可见大小不等、分布不均的紫黑色颗粒，可覆盖于胞核上，有时颗粒逸出，形成泡沫感胞质，胞核不规则，分叶核多不明显。

　　2. 临床意义：嗜碱性颗粒含有肝素、嗜酸性粒细胞趋化因子、组胺等活性物质，当颗粒逸出细胞时，可释放出这些活性物质，引起变态反应。（图 1-19～图 1-22）

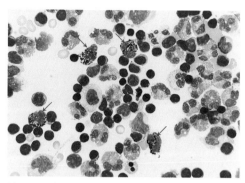

图 1-19 嗜碱性粒细胞（箭头所指），伴嗜酸性粒细胞和淋巴细胞增多，肺癌，胸腔积液

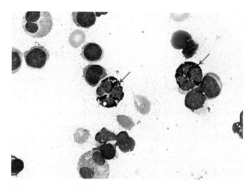

图 1-20 嗜碱性粒细胞（箭头所指），胸腔积液

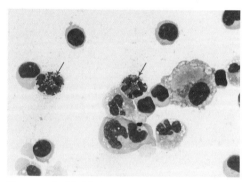

图 1-21 嗜碱性粒细胞，胸腔积液

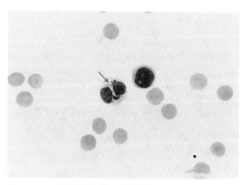

图 1-22 嗜碱性粒细胞，颗粒逸出，胸腔积液

五、肥大细胞

1. 形态特点： 肥大细胞（mast cell）又称组织嗜碱细胞，细胞呈卵圆形或不规则形，胞质内充满粗大且大小较一致、深紫红色或紫黑色颗粒，细胞核小，呈圆形或椭圆形，位于细胞中央。

2. 临床意义： 肥大细胞颗粒含有肝素、组胺、5- 羟色胺，当细胞崩解时这些颗粒以及颗粒中的物质可以释放到细胞外，从而引起速发型超敏反应（炎症）。（图 1-23、图 1-24）

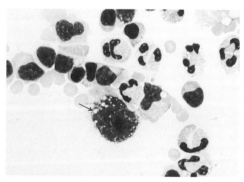

图 1-23 肥大细胞（箭头所指），胞质布满紫黑色粗大颗粒，结核性胸膜炎，胸腔积液

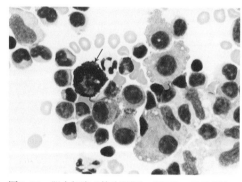

图 1-24 肥大细胞（箭头所指），肝硬化，胸腔积液

六、淋巴细胞

淋巴细胞（lymphocyte）主要来源于间皮下增生的淋巴组织，常见淋巴细胞有成熟淋巴细胞、反应性淋巴细胞、免疫母细胞及凋亡淋巴细胞等，不同淋巴细胞所反映的临床意义有所不同。

（一）成熟淋巴细胞

1. **形态特点**：成熟淋巴细胞大小 8～10 μm，胞体多呈圆形，胞质量少、透明，淡蓝色，部分细胞可见颗粒，核质比高，胞核规则，核膜光滑，染色质致密成块状，染深紫红色。

2. **临床意义**：成熟淋巴细胞增高常见于结核性浆膜腔积液，非结核性积液淋巴细胞增高多见于肿瘤、淋巴管损伤等。（图 1-25～图 1-32）

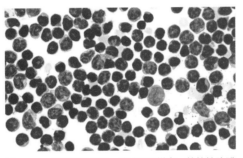

图 1-25　成熟淋巴细胞，数量明显增多，结核性胸膜炎，胸腔积液

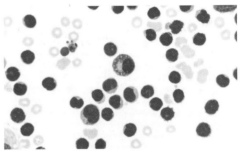

图 1-26　成熟淋巴细胞，数量明显增多，胸腔积液

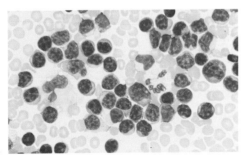

图 1-27　成熟淋巴细胞，结核性胸膜炎，胸腔积液

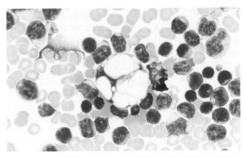

图 1-28　成熟淋巴细胞，少量淋巴细胞围绕在巨噬细胞周围，胸腔积液

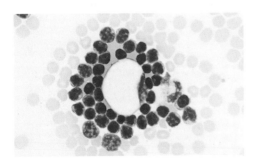

图 1-29　淋巴细胞围绕在戒指样细胞周围，结核性胸膜炎，胸腔积液

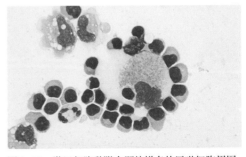

图 1-30　淋巴细胞黏附在颗粒增多的巨噬细胞周围，呈"花环"样，胸腔积液

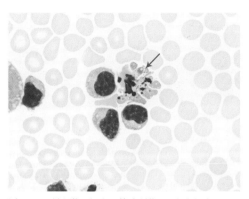

图1-31 凋亡淋巴细胞（箭头所指），胸腔积液

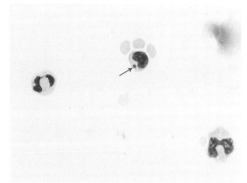

图1-32 淋巴细胞核小体（箭头所指），胸腔积液

（二）反应性淋巴细胞

反应性淋巴细胞胞体偏大，胞质量丰富，无颗粒，嗜碱性强，呈深蓝色，部分细胞近核处淡染，染色质呈粗颗粒状。部分细胞胞体明显增大，胞核不规则，注意与间皮细胞或浆细胞进行鉴别。（图1-33～图1-40）

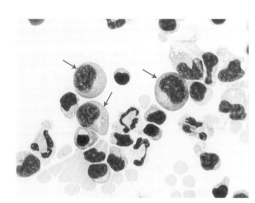

图1-33 反应性淋巴细胞（箭头所指），胸腔积液

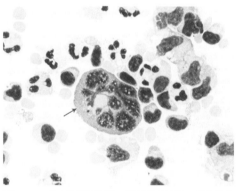

图1-34 反应性淋巴细胞，胞核呈花瓣状，结核性胸腔积液

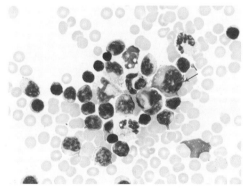

图1-35 反应性淋巴细胞（箭头所指），胸腔积液

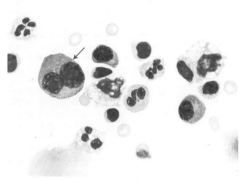

图1-36 双核反应性淋巴细胞（箭头所指），胸腔积液

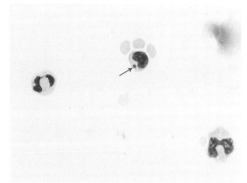

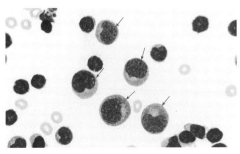

图1-37 反应性淋巴细胞（箭头所指），胞体偏大，胞质量丰富，嗜碱性强，胞核大，胸腔积液

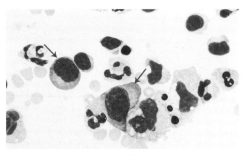

图1-38 反应性淋巴细胞（箭头所指），体积大，胞体类圆形或不规则，胸腔积液

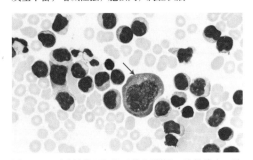

图1-39 反应性淋巴细胞（箭头所指），胞体偏大，胞质强嗜碱性，胞核不规则，心包积液

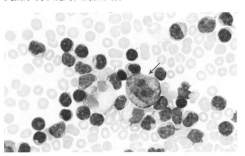

图1-40 反应性淋巴细胞（箭头所指），核仁隐约可见，结核性胸膜炎，胸腔积液

七、巨噬细胞

1. 形态特点：巨噬细胞（macrophage）形态不规则，有时聚集成团或围绕中心异常细胞排列，细胞边缘不整，可见伪足样突起，胞质较丰富，淡蓝色或嗜多色，胞质中可见脂质空泡和紫红色细小颗粒，可见吞噬的完整红细胞、红细胞碎片或细菌等物质，核形不规则，呈肾形、马蹄形或不规则形，有切迹或折叠感，核染色呈粗网状，着色偏淡，无核仁。

2. 临床意义：巨噬细胞来源于血液的单核细胞和组织内的组织细胞，具有较强的吞噬能力，含有较多的活性酶，可以吞噬和消化细菌、病原体或组织碎片等异物。巨噬细胞增多可见于慢性非特异性炎症、急性炎症恢复期、肿瘤、病毒及寄生虫感染等疾病。

（一）常见类型的巨噬细胞（图1-41～图1-52）

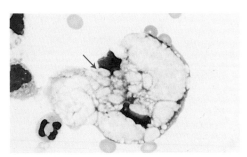

图1-41 巨噬细胞（箭头所指），体积巨大，空泡变性明显，胸腔积液

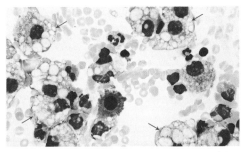

图1-42 巨噬细胞（箭头所指），胞质出现空泡变性，核固缩，胸腔积液

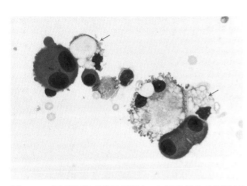

图 1-43 巨噬细胞（箭头所指），与周边着色偏深的间皮细胞形成对照，睾丸双侧鞘膜积液，鞘膜积液

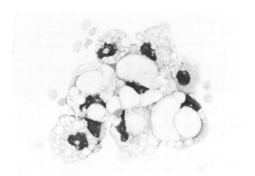

图 1-44 巨噬细胞，成堆分布，胸腔积液

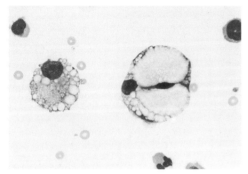

图 1-45 巨噬细胞，胞体大小不等，胞质内可见大小不等的空泡，胸腔积液

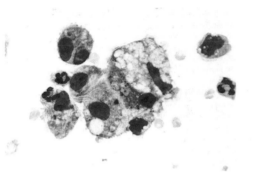

图 1-46 巨噬细胞，细胞表面可见不明丝状印迹，慢性非特异性炎症，胸腔积液

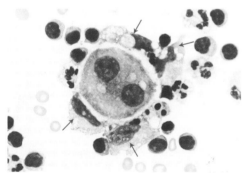

图 1-47 巨噬细胞（箭头所指）围绕双核间皮细胞，胸腔积液

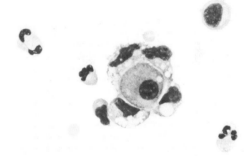

图 1-48 巨噬细胞围绕间皮细胞，结核性胸膜炎，胸腔积液

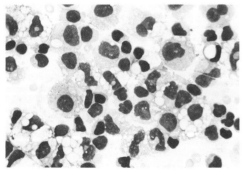

图 1-49 巨噬细胞伴淋巴细胞增多，鞘膜积液

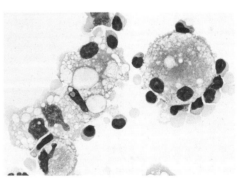

图 1-50 巨噬细胞，胸腔积液

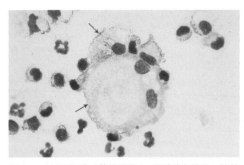

图 1-51　巨噬细胞（箭头所指），胞质着色较淡，核结构不清，胸腔积液，亚甲蓝染色

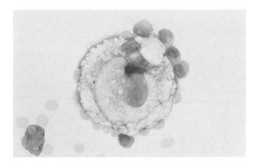

图 1-52　巨噬细胞，胸腔积液，过碘酸希夫（PAS）染色弱阳性

（二）吞噬型巨噬细胞（图 1-53～图 1-80）

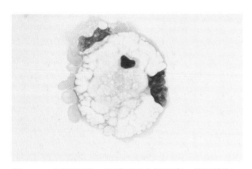

图 1-53　巨噬细胞，胞质可见大量空泡，核被挤向一侧，吞噬一个淋巴细胞，胸腔积液

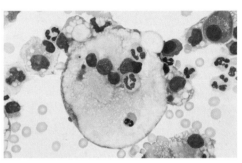

图 1-54　巨噬细胞，吞噬淋巴细胞及中性粒细胞，胸腔积液

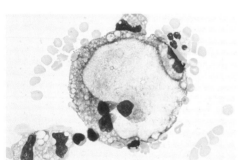

图 1-55　巨噬细胞，胞质泡沫样，胞核被挤到边缘，胸腔积液

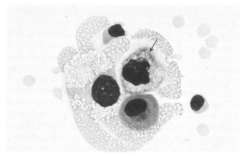

图 1-56　巨噬细胞（箭头所指）和下面的间皮细胞被包围在另外一个细胞内，鞘膜积液

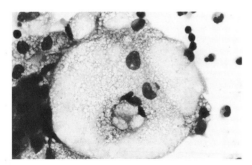

图 1-57　巨噬细胞，胞质泡沫样，心包积液

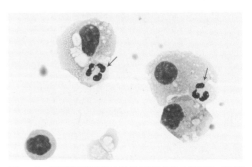

图 1-58　巨噬细胞吞噬中性粒细胞（箭头所指），鞘膜积液

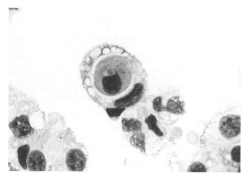

图 1-59 巨噬细胞，吞噬间皮细胞，胸腔积液

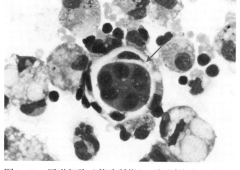

图 1-60 巨噬细胞（箭头所指），吞噬多核间皮细胞，胸腔积液

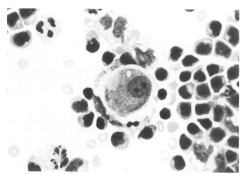

图 1-61 巨噬细胞吞噬核异质间皮细胞，尿毒症，胸腔积液

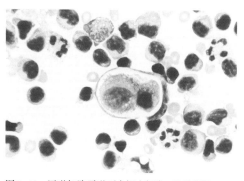

图 1-62 巨噬细胞吞噬两个间皮细胞，胸腔积液

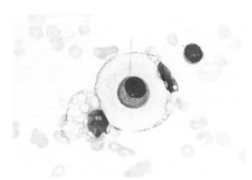

图 1-63 巨噬细胞吞噬完整形态的间皮细胞，胸腔积液

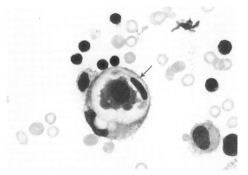

图 1-64 巨噬细胞吞噬间皮细胞和淋巴细胞（箭头所指），胸腔积液

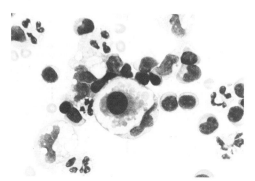

图 1-65 巨噬细胞吞噬间皮细胞，胸腔积液

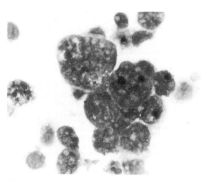

图 1-66 巨噬细胞，PAS 染色阳性，胸腔积液

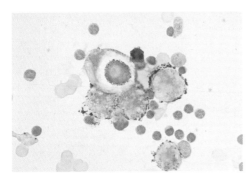

图 1-67 巨噬细胞吞噬间皮细胞，PAS 染色阳性，胸腔积液

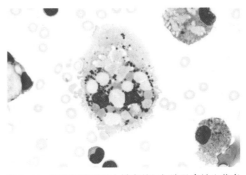

图 1-68 巨噬细胞吞噬大量完整红细胞及含铁血黄素颗粒，胸腔积液

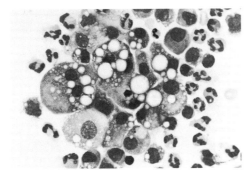

图 1-69 巨噬细胞吞噬脂肪成分，胸腔积液

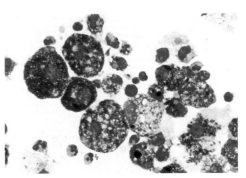

图 1-70 巨噬细胞吞噬大量褐色颗粒，胸腔积液

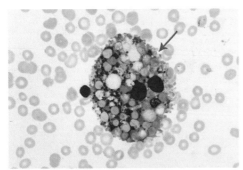

图 1-71 巨噬细胞吞噬红细胞（箭头所指），胞质内可见大量红细胞及多个蓝色含铁血黄素颗粒，胸腔积液

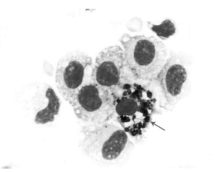

图 1-72 巨噬细胞吞噬含铁血黄素颗粒（箭头所指），心包积液

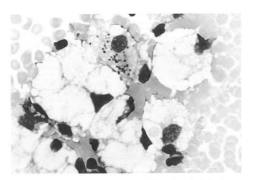

图 1-73 巨噬细胞吞噬含铁血黄素颗粒，胸腔积液

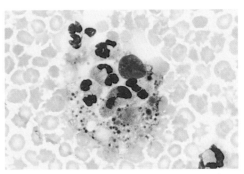

图 1-74 巨噬细胞吞噬多个中性粒细胞及含铁血黄素颗粒，陈旧性腹腔出血，腹水

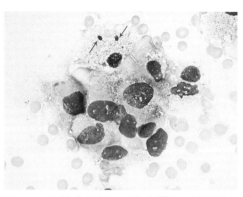

图 1-75 巨噬细胞吞噬精子（箭头所指），乳糜性鞘膜积液

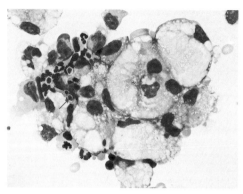

图 1-76 巨噬细胞黏附或吞噬真菌孢子（箭头所指），胸腔积液

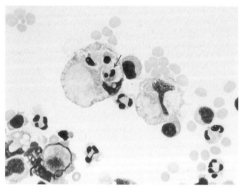

图 1-77 巨噬细胞，吞噬凋亡中性粒细胞（箭头所指），胸腔积液

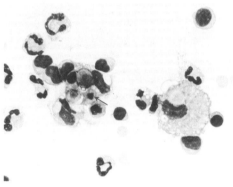

图 1-78 巨噬细胞吞噬退化细胞（箭头所指），结核性胸膜炎，胸腔积液

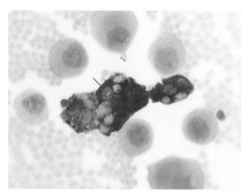

图 1-79 巨噬细胞吞噬含铁血黄素颗粒和少量红细胞（箭头所指），肺腺癌，胸腔积液，铁染色

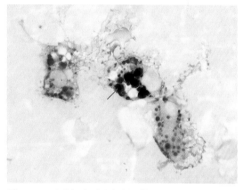

图 1-80 巨噬细胞吞噬大小不等的深蓝色含铁血黄素颗粒（箭头所指），腹腔陈旧性出血，腹水，铁染色

（三）泡沫样改变的巨噬细胞

巨噬细胞吞噬脂肪颗粒后形成的一类细胞，经苏丹Ⅲ染色，胞质中脂肪滴呈橘红色阳性反应，又称脂肪颗粒细胞；瑞-吉染色时，染液中的甲醇溶解胞质内的脂肪成分，形成大小不等的脂质空泡，形成泡沫样巨噬细胞。（图 1-81～图 1-88）

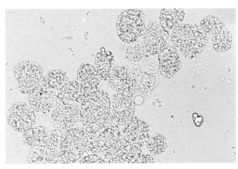

图1-81 脂肪颗粒细胞，胞质内充满大小不等、折光性较强的脂肪颗粒，乳糜胸，胸腔积液，未染色，×400

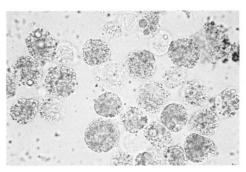

图1-82 脂肪颗粒细胞，苏丹Ⅲ染色，细胞吞噬的脂肪滴呈橘黄色强阳性，胸腔积液，×400

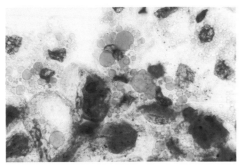

图1-83 脂肪颗粒细胞，瑞-吉染色胞质嗜碱性，胞核染紫红色，苏丹Ⅲ染色脂肪颗粒呈橘红色，胆管癌，胸腔积液，瑞-吉染色＋苏丹Ⅲ复染染色

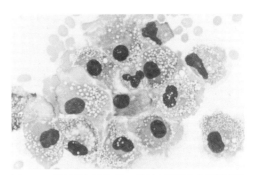

图1-84 泡沫样巨噬细胞，胞质内可见大小不等的脂质空泡，呈泡沫样改变，心包积液

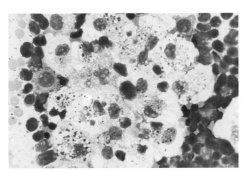

图1-85 泡沫样巨噬细胞，胞质泡沫样改变，核质退化，T淋巴母细胞淋巴瘤，胸腔积液

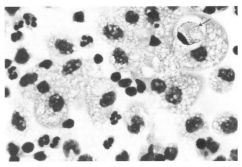

图1-86 泡沫样巨噬细胞，胞质泡沫样改变，箭头所指为被吞噬的泡沫细胞，心包积液

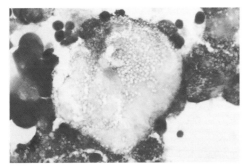

图1-87 泡沫样巨噬细胞，胞体巨大，脂质泡沫样，PAS染色弱阳性，肺癌，心包积液

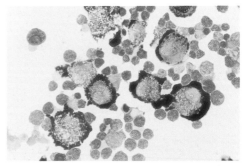

图1-88 泡沫样巨噬细胞，PAS染色强阳性，T淋巴母细胞淋巴瘤，胸腔积液

（四）印戒样改变的巨噬细胞（图1-89～图1-102）

巨噬细胞可出现印戒样改变，胞质透明，胞核被挤向一侧，胞核小，无核仁。需要与印戒样肿瘤细胞进行鉴别。

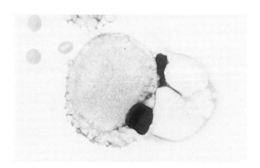

图1-89　印戒样巨噬细胞，核被挤到一侧，胸腔积液

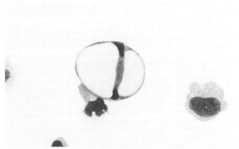

图1-90　印戒样巨噬细胞，胞质可见两个大空泡，胞核被挤成"桥联"，胸腔积液

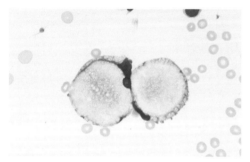

图1-91　印戒样巨噬细胞，胞核被挤向一侧，胸腔积液

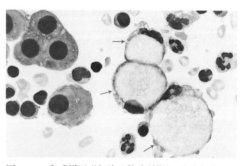

图1-92　印戒样巨噬细胞（箭头所指），胸腔积液

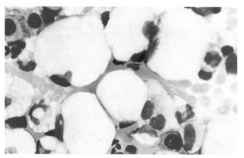

图1-93　印戒样巨噬细胞，胸腔积液

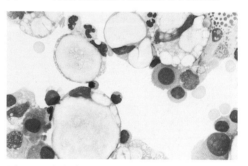

图1-94　印戒样巨噬细胞，胞体大小不等，胸腔积液

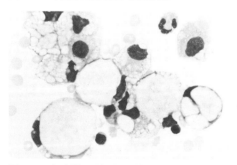

图1-95　印戒样巨噬细胞，胞核挤向一侧，胸腔积液

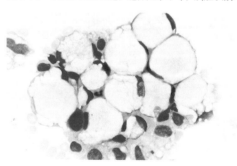

图1-96　印戒样巨噬细胞，成堆出现，数量明显增多，胸腔积液

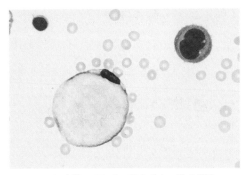

图 1-97　印戒样巨噬细胞，散在分布，胸腔积液

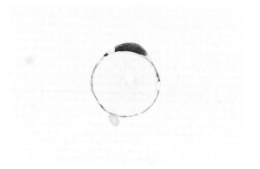

图 1-98　印戒样巨噬细胞，需要与印戒样肿瘤细胞进行鉴别，胸腔积液

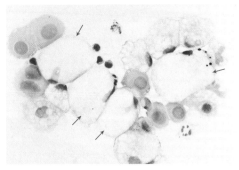

图 1-99　印戒样巨噬细胞（箭头所指），胞核挤到细胞边缘，胸腔积液，巴氏染色

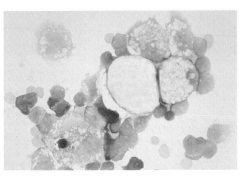

图 1-100　印戒样巨噬细胞，胸腔积液，PAS 染色阴性或弱阳性

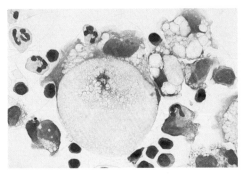

图 1-101　印戒样巨噬细胞，胸腔积液，革兰染色

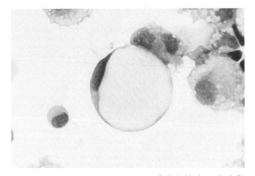

图 1-102　印戒样巨噬细胞，胞质着色偏淡，胸腔积液，HE 染色

八、间皮细胞

　　1. 形态特点：间皮细胞（mesothelial cells）直径 10～20μm，胞质边缘规则或有伪足样突起、量丰富，着色较均匀、深灰蓝色或灰红色；核居中或稍偏位，核形规则，呈圆形或卵圆形，一般为单个核，可见双核、多核；染色质呈颗粒状，核仁较小，隐约或明显可见，数目 1 个至多个。

　　2. 临床意义：在炎症等病理情况下，因间皮受炎性损伤、水肿等原因导致部分间皮细胞损伤和脱落，当其大量脱落时常伴有核异质细胞和较多红细胞出现，说明间皮受损面积较大或损伤程度较重。

（一）正常单个核间皮细胞（图 1-103～图 1-112）

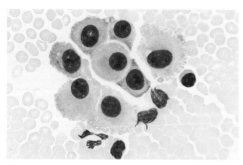

图 1-103　间皮细胞，灰蓝色胞质，染色质致密，可见小核仁，胸腔积液

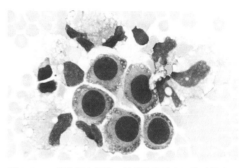

图 1-104　成堆间皮细胞，核质比稍偏高，胸腔积液

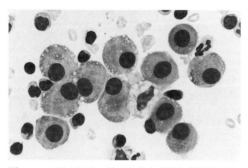

图 1-105　间皮细胞，胞质边缘出现较多空泡状变性，胸腔积液

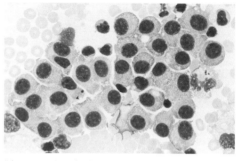

图 1-106　间皮细胞，成片脱落，排列有极性，胸腔积液

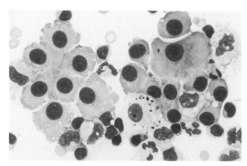

图 1-107　间皮细胞，成片脱落，胸腔积液

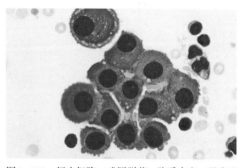

图 1-108　间皮细胞，成团脱落，胞质丰富，强嗜碱性，胞核规则，染色质致密，胸腔积液

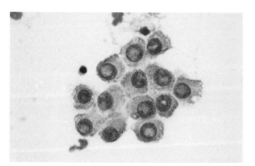

图 1-109　间皮细胞，胸腔积液，巴氏染色

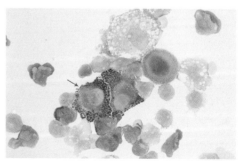

图 1-110　间皮细胞 PAS 染色出现阳性颗粒（箭头所指），胸腔积液

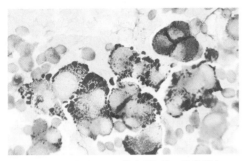

图 1-111　间皮细胞，PAS 染色强阳性，胸腔积液

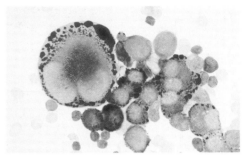

图 1-112　间皮细胞，PAS 染色胞质呈紫红色，胞体边缘可见深紫红色强阳性颗粒，胸腔积液

（二）双核或多核间皮细胞（图 1-113～图 1-134）

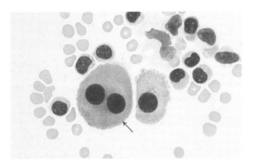

图 1-113　双核间皮细胞（箭头所指），胞体偏大，胞质着色均匀，呈灰蓝色，胸腔积液

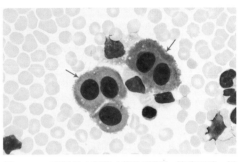

图 1-114　双核间皮细胞（箭头所指），边缘不整，慢性非特异性炎症，胸腔积液

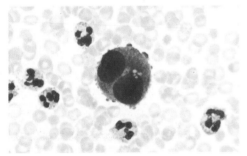

图 1-115　双核间皮细胞，胞核偏大，核质比偏高，胸腔积液

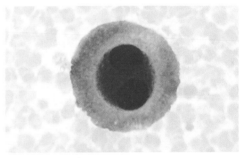

图 1-116　双核间皮细胞，胞体增大，胞质着色不一，胸腔积液

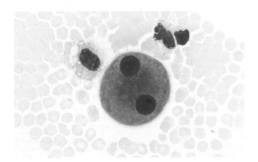

图 1-117　双核间皮细胞，胞质着色不均，胸腔积液

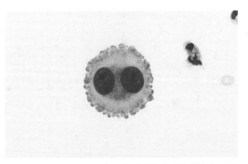

图 1-118　双核间皮细胞，胞质边缘出现大量突起，胸腔积液

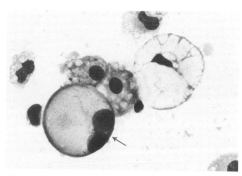

图 1-119　双核间皮细胞（箭头所指），两核被液泡挤到一侧，胸腔积液

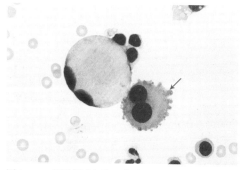

图 1-120　双核间皮细胞，胞质边缘不整，呈伪足样突起（箭头所指），胸腔积液

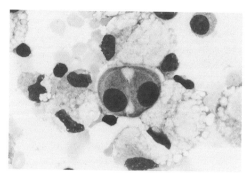

图 1-121　双核间皮细胞，内胞质出现分割，胸腔积液

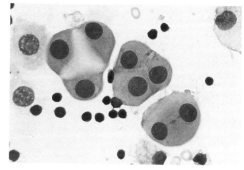

图 1-122　间皮细胞，胸腔积液

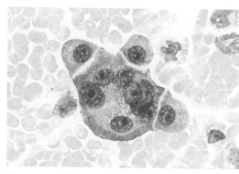

图 1-123　多核间皮细胞，胞质丰富，嗜碱性较强，胞核类圆形，核仁清晰，胸腔积液

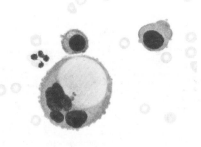

图 1-124　多核间皮细胞，胞体大，胞质丰富，可见大空泡将多核挤向一侧，胸腔积液

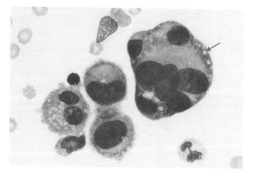

图 1-125　多核间皮细胞（箭头所指），肋骨骨折，胸腔积液

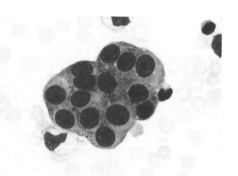

图 1-126　多核间皮细胞，胞体巨大，胞质深染，多个核，大小一致，胸腔积液

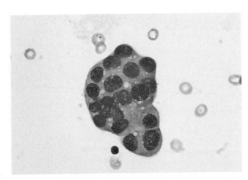

图 1-127　间皮细胞，细胞粘连成堆，胞质呈深蓝色，胞核大小一致，胸腔积液

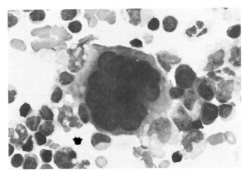

图 1-128　多核间皮细胞，胸腔积液

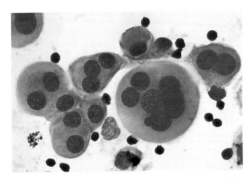

图 1-129　多核间皮细胞，胞质丰富，呈嗜碱性，胞核圆形规则，胸腔积液

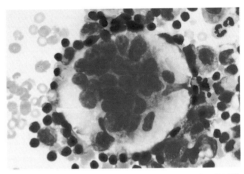

图 1-130　多核巨细胞，堆聚数十个小核，可见明显核仁，胸腔积液

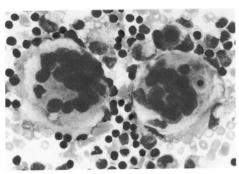

图 1-131　多核巨细胞，胞体巨大，边缘不齐，胞质丰富，可见十几个细胞核，呈较规则排列，胸腔积液

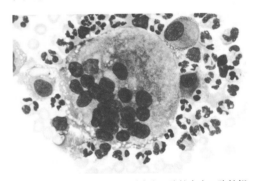

图 1-132　多核巨细胞，胞质丰富，胞核多个，胞核规则、大小一致，胸腔积液

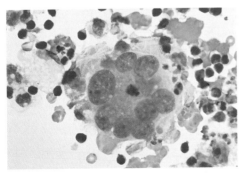

图 1-133　多核巨细胞，细胞表面有条索状痕迹，核呈核异质改变，胸腔积液

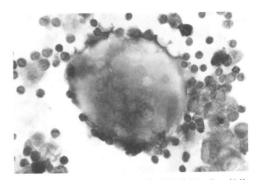

图 1-134　多核巨细胞，PAS 染色胞质呈红色，核染蓝色，胸腔积液

（三）间皮细胞排列与间皮孔（图 1-135～图 1-144）

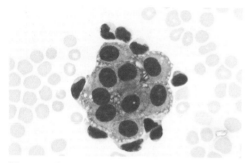

图 1-135 间皮细胞，细胞成团，胞质边界不清，中心间皮孔可见嗜酸性物质沉积（箭头所指），胸腔积液

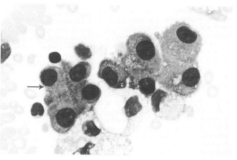

图 1-136 间皮细胞成簇排列（箭头所指），胸腔积液

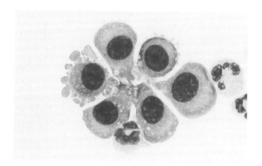

图 1-137 间皮细胞，腺腔样排列，胸腔积液

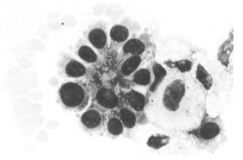

图 1-138 间皮细胞（箭头所指），腺腔样排列，胸腔积液

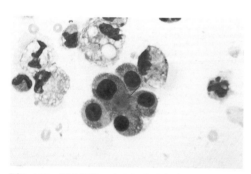

图 1-139 间皮细胞，中心间皮孔有嗜酸性物质沉积（箭头所指），胸腔积液

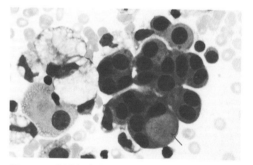

图 1-140 间皮细胞成团分布，可见嗜酸性物质（箭头所指），胸腔积液

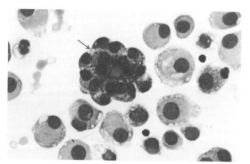

图 1-141 间皮细胞成团分布（箭头所指），慢性非特异性炎症，胸腔积液

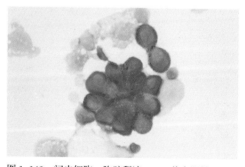

图 1-142 间皮细胞，胸腔积液，PAS 染色阳性

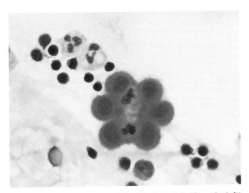

图 1-143　间皮细胞，黏附两个中性粒细胞，胸腔积液，HE 染色

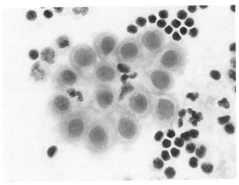

图 1-144　间皮细胞，成片脱落，细胞规整，胞核大小均匀，胸腔积液，巴氏染色

（四）吞噬型间皮细胞

1. 形态特点： 吞噬型间皮细胞（phagocytic mesothelial cell）形态有间皮细胞的基本特征，胞质内可见吞噬的细胞、细胞碎片或其他异物，可能与异物被动吞噬有关。部分吞噬型间皮细胞与巨噬细胞形态相似，不易鉴别，工作中可以不用区分。

2. 临床意义： 吞噬型间皮细胞见于浆膜腔炎症或浆膜腔出血后的清扫阶段及部分肿瘤患者的积液中。（图 1-145～图 1-148）

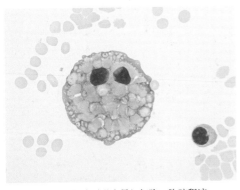

图 1-145　间皮细胞吞噬大量红细胞，胸腔积液

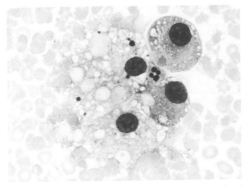

图 1-146　间皮细胞吞噬少量红细胞及含铁血黄素颗粒，腹水

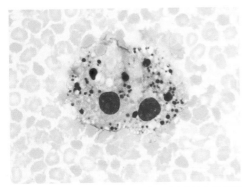

图 1-147　吞噬型间皮细胞，胞质内可见含铁血黄素颗粒，胞核规整，腹腔陈旧性出血，腹水

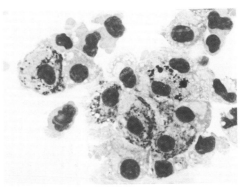

图 1-148　吞噬型间皮细胞，胞质内充满粗细不等的紫红色颗粒，胸腔积液

（五）退变间皮细胞

1. 形态特点： 退变间皮细胞（degenerative mesothelial cell）系正常间皮细胞脱落后因长时间浸泡在积液中或受炎性因子、消化液等有害因素损伤使其发生退变而成。主要表现为胞体增大、胞质增多、嗜多色、可见颗粒和空泡、边缘不规则等。核质比下降，核固缩，也可出现单核细胞样变，但核形仍较规则，有时细胞退变呈戒指样。

2. 临床意义： 出现退变间皮细胞说明细胞在积液中存在较长时间或受有害因素损伤较重所致。（图 1-149～图 1-156）

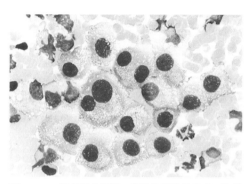

图 1-149　退变间皮细胞，胞质呈泡沫样改变，胸腔积液

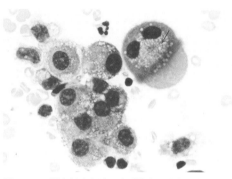

图 1-150　退变间皮细胞，胞质染色不均匀，泡沫样改变（箭头所指），胸腔积液

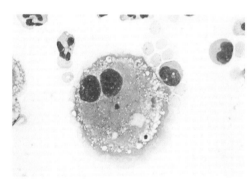

图 1-151　退变间皮细胞，胞质肿胀，边缘空泡增多，胸腔积液

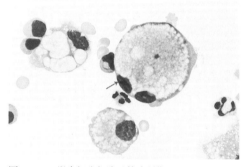

图 1-152　退变间皮细胞（箭头所指），双核固缩且被挤到边缘，胸腔积液

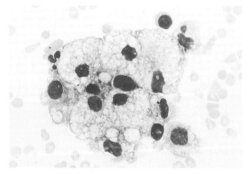

图 1-153　退变间皮细胞，胞质内可见大小不一的空泡，胸腔积液

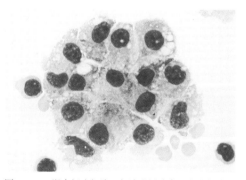

图 1-154　退变间皮细胞，细胞成团分布，胸腔积液

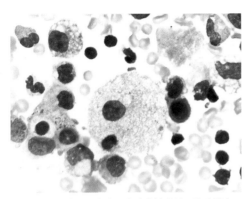 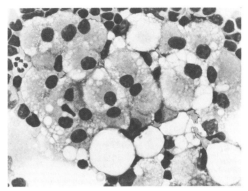

图 1-155　退变间皮细胞，空泡变性明显，胸腔积液

图 1-156　退变间皮细胞，胞质内可见大小不一的空泡，慢性非特异性炎症，胸腔积液

（六）核异质间皮细胞

1. 形态特点：核异质间皮细胞分为轻、中、重度，主要根据细胞体积、胞核大小及畸形程度、核质比等方面综合分析。轻度核异质间皮细胞核质比小，较正常间皮细胞偏大，核畸形不明显，核染色质粗颗粒状，排列规则，核膜不增厚，核仁小或不明显，积液中较常见；重度核异质细胞核明显增大或明显畸形，核质比高，染色质粗颗粒状、浓集、着色较深或深浅不一，可见核膜增厚或大核仁，常与肿瘤细胞较难区别或部分重度核异质细胞本身就是恶性细胞，只是数量较少、形态不典型。中度核异质细胞介于两者之间，多数是良性增生细胞，但不排除是分化良好的肿瘤细胞，需要结合免疫组化结果综合分析。

2. 临床意义：间皮细胞受到炎症因子、药物、放射线、外伤等有害因素刺激时，出现不典型增生，表现为以胞质为主、以核为主及核质混合异常的三种改变。部分中、重度核异质细胞与不典型肿瘤细胞较难鉴别，所以要高度重视，需结合临床及其他相关检查，综合分析，进一步明确。（图 1-157～图1-168）

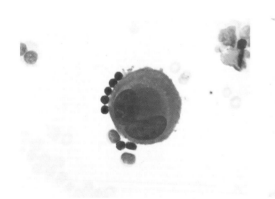 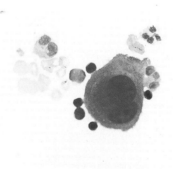

图 1-157　轻度核异质间皮细胞，胞体偏大，胞质着色均匀、双核，气胸，胸腔积液

图 1-158　轻度核异质间皮细胞，胞体偏大，胞质嗜碱性强，双核，核仁清晰，胸腔积液

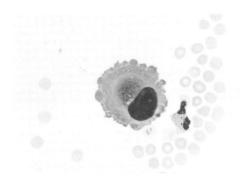

图 1-159　轻度核异质间皮细胞，核偏大，可见伪足样突起，胸腔积液

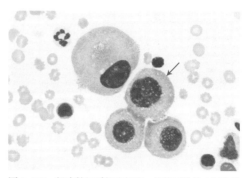

图 1-160　轻度核异质间皮细胞，核较正常间皮细胞偏大（箭头所指），胸腔积液

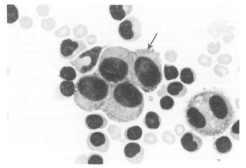

图 1-161　轻度核异质间皮细胞，成簇分布（箭头所指），胸腔积液

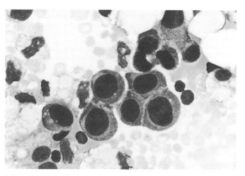

图 1-162　轻度核异质间皮细胞，胸腔积液

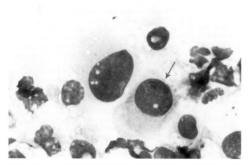

图 1-163　中度核异质细胞（箭头所指），核偏大、核染色质分布常规则，胸腔积液

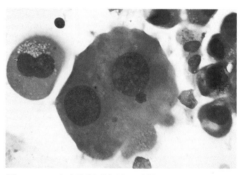

图 1-164　中度核异质细胞，胞体巨大，胞质强嗜碱性，胞核较规整，胸腔积液

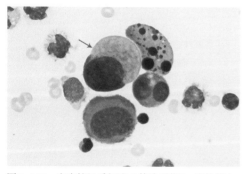

图 1-165　中度核异质细胞（箭头所指），胞体较大，胞质泡沫感，核质比高，不排除肿瘤细胞，胸腔积液

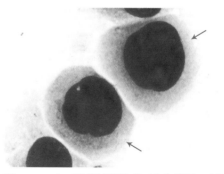

图 1-166　中、重度核异质细胞（箭头所指），胞体较大，胞质丰富着色均匀，核偏大，轻度畸形，胸腔积液

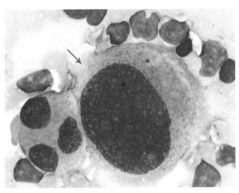

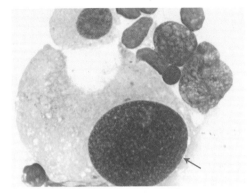

图 1-167　重度核异质细胞（箭头所指），胞体较大，胞质均匀有颗粒，核巨大，不排除肿瘤细胞，胸腔积液

图 1-168　重度核异质细胞（箭头所指），胞体巨大，胞质着色均匀，核巨大，不排除肿瘤细胞，胸腔积液

九、染色体分裂相

1. 形态特点：细胞核有丝分裂期间，分裂间期疏松的染色质紧密地聚合而形成分裂期的染色体，染色体分裂相也是细胞增殖周期中的一种表现。

2. 临床意义：正常细胞染色体分裂相是二倍体，异常染色体分裂相包括有亚二倍体、超二倍体和多倍染色体分裂相。（图 1-169～图 1-178）

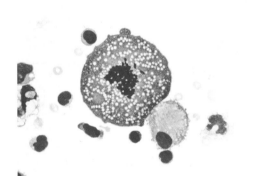

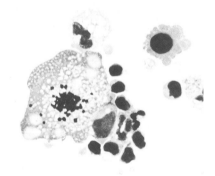

图 1-169　染色体分裂相，胞质内可见大量脂质空泡，鞘膜积液

图 1-170　染色体分裂相，鞘膜积液

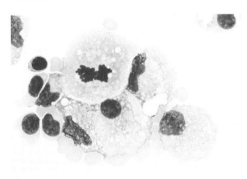

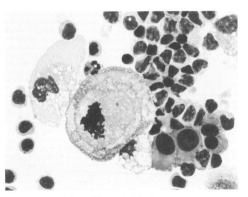

图 1-171　染色体分裂相，漏出性积液，心包积液

图 1-172　染色体分裂相，胸腔积液

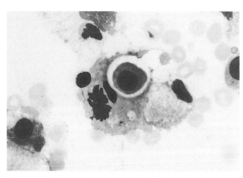

图 1-173　巨噬细胞染色体分裂相，分裂期吞噬淋巴细胞和间皮细胞，胸腔积液

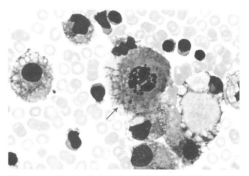

图 1-174　巨噬细胞染色体分裂相（箭头所指），胸腔积液

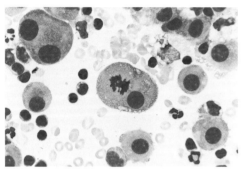

图 1-175　间皮细胞染色体分裂相，不同步分裂，胸腔积液

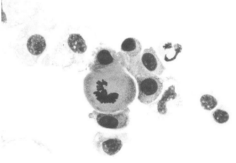

图 1-176　间皮细胞染色体分裂相，心包积液

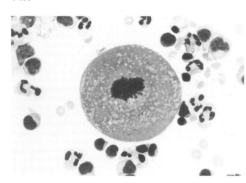

图 1-177　间皮细胞染色体分裂相，胞质泡沫样改变，胸腔积液

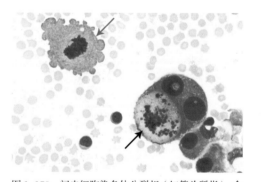

图 1-178　间皮细胞染色体分裂相（红箭头所指），含包涵体细胞（黑箭头所指），胸腔积液

十、浆细胞

1. 形态特点：浆细胞（plasmocyte）胞体规则，部分细胞可见瘤状或绒毛状突起，胞质丰富，呈均匀深蓝色，胞质内常有空泡，无颗粒，胞核圆形、偏位，染色质粗糙呈块状，有时呈典型车轮状排列，可见核周晕，偶见双核、三核及多核浆细胞。需要与胞质增多的免疫母细胞及不典型间皮细胞鉴别。

2. 临床意义：浆膜液中浆细胞偶见，数量增多主要见于各类炎症的反应性浆细胞增多、结核性胸膜炎、肾病综合征、肝硬化、多发性骨髓瘤等疾病。（图 1-179～图 1-190）

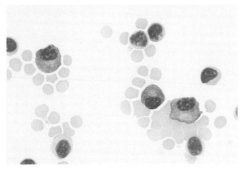

图1-179 浆细胞，类圆形或不规则形，胞质丰富，结核性胸腔积液，胸腔积液

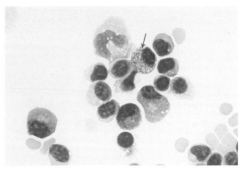

图1-180 浆细胞（箭头所指），胞质呈泡沫样改变，胸腔积液

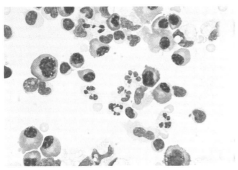

图1-181 浆细胞数量明显增多，肾病综合征，胸腔积液

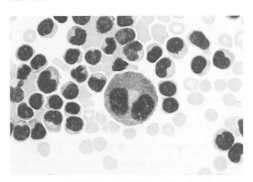

图1-182 双核浆细胞，核质疏松，肝硬化，胸腔积液

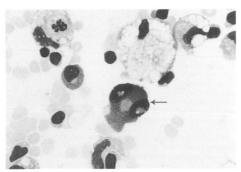

图1-183 双核浆细胞（箭头所指），胞质着色深蓝，多发性骨髓瘤，胸腔积液

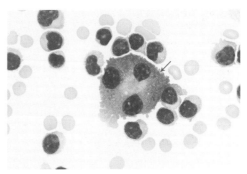

图1-184 三核浆细胞（箭头所指），肝硬化，胸腔积液

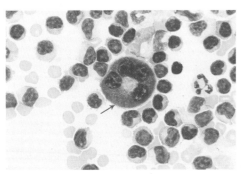

图1-185 多核浆细胞（箭头所指），背景以成熟淋巴细胞为主，核大小一致，胸腔积液

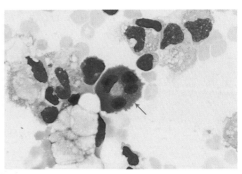

图1-186 多核浆细胞（箭头所指），胞质着色深蓝，胸腔积液

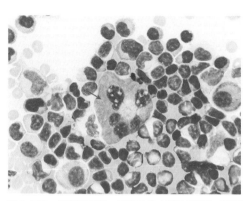

图 1-187 多核浆细胞，核分叶状（箭头所指），肝硬化，胸腔积液

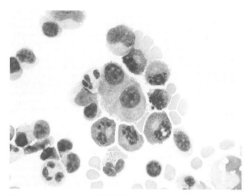

图 1-188 浆细胞，数量增多，部分细胞胞核不规则，胸腔积液

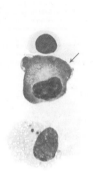

图 1-189 浆细胞，火焰状（箭头所指），胸腔积液

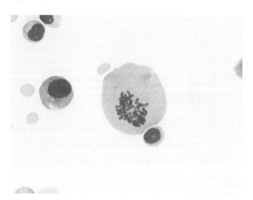

图 1-190 浆细胞分裂相，胞质丰富、淡染，胸腔积液

十一、鳞状上皮细胞

1. 形态特点：鳞状上皮细胞又称扁平上皮细胞，细胞呈多边形，有钝角，胞质较薄，胞质量丰富，细胞核固缩，无核仁。

2. 临床意义：常见于消化道瘘或与外界相通器官出现穿孔、损伤的浆膜腔积液中。（图 1-191～图 1-194）

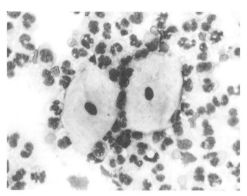

图 1-191 鳞状上皮细胞，食管瘘，胸腔积液

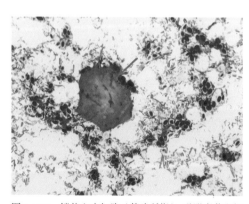

图 1-192 鳞状上皮细胞（箭头所指），黏附真菌和细菌，来源于肠穿孔确诊病例，腹腔积液，革兰染色

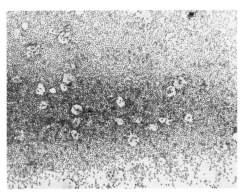
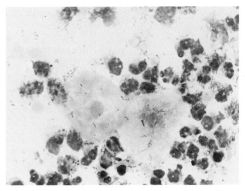

图 1-193　鳞状上皮细胞，数量明显增多，胃穿孔，腹水，×100

图 1-194　鳞状上皮细胞，结构模糊不清，胃穿孔，腹水

十二、狼疮细胞

1.形态特点： 在中性分叶核粒细胞的胞质内可见吞噬的圆形或椭圆形均匀体，其大小相当于 1～2 个红细胞。中性分叶核粒细胞（或巨噬细胞）的核被挤到一边，染深紫红色，仅在吞噬的均匀物质周围，可见少许细胞质。

2.临床意义： 常提示系统性红斑狼疮、自身免疫性疾病等，非特异性吞噬现象偶见。（图 1-195、图 1-196）

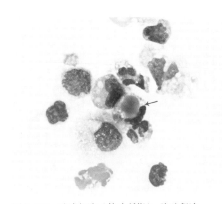
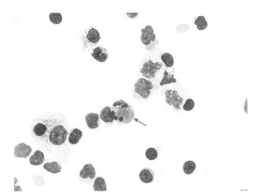

图 1-195　狼疮细胞（箭头所指），胸腔积液

图 1-196　狼疮细胞，中性粒细胞吞噬均匀体，核被挤到两侧（箭头所指），胸腔积液

十三、尘细胞

1.形态特点： 尘细胞胞体较大，圆形或椭圆形，胞质边缘不清，胞质内吞噬数量不等、大小不一的棕褐色或黑色的碳素颗粒，有时吞噬物质不同，颗粒颜色也有所区别。碳素颗粒可覆盖在胞核上，铁染色为阴性，含铁血黄素颗粒铁染色呈蓝色阳性反应。

2.临床意义： 多见于吸烟者、硅沉着病（矽肺）、肺尘埃沉着病（尘肺）及接触粉尘工作者，肺部炎症和肿瘤患者的积液涂片中易见。（图 1-197～图 1-204）

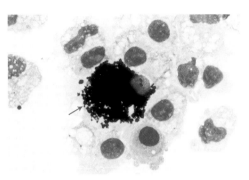

图 1-197 尘细胞，胞质内可见大量棕黑色粗细不一的颗粒（箭头所指），慢性支气管炎，胸腔积液

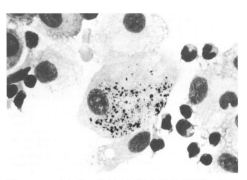

图 1-198 尘细胞，胞质内可见少量碳素颗粒，胸腔积液

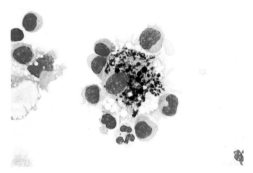

图 1-199 尘细胞，颗粒粗细不一，食管癌，胸腔积液

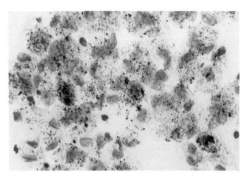

图 1-200 尘细胞，巨噬细胞吞噬棕黑色颗粒，肺泡灌洗液，抗酸染色

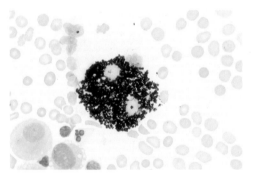

图 1-201 尘细胞，慢性阻塞性肺疾病，胸腔积液，铁染色阴性

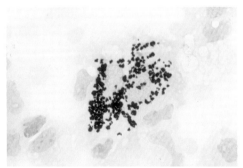

图 1-202 尘细胞，胸腔积液，铁染色阴性

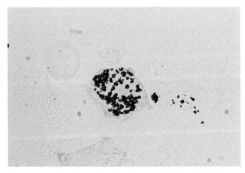

图 1-203 尘细胞，胸腔积液，亚甲蓝染色呈蓝黑色

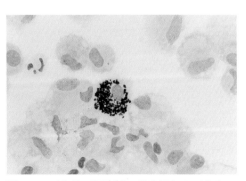

图 1-204 尘细胞，肺部感染，胸腔积液，巴氏染色

十四、其他有形成分

（一）浆质体

1.形态特点：浆质体呈圆形或不规则形，多因细胞退化形成，呈蓝色或紫红色，有时可见少量颗粒。

2.临床意义：主要为细胞退化或退变所致，或人为操作时细胞核逸出所致，意义有待研究。（图 1-205～图 1-210）

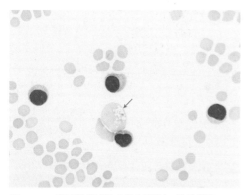

图 1-205　浆质体较清透（箭头所指），胸腔积液

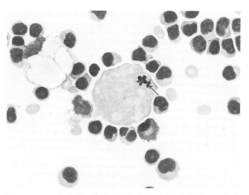

图 1-206　浆质体，覆盖凋亡小体（箭头所指），胸腔积液

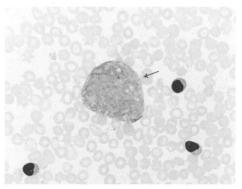

图 1-207　浆质体（箭头所指），无细胞核，灰蓝色，胸腔积液

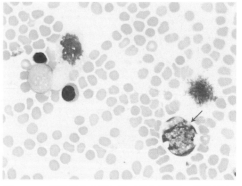

图 1-208　浆质体有大量空泡（箭头所指），胸腔积液

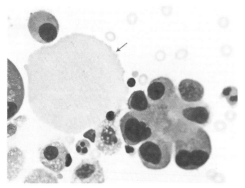

图 1-209　浆质体（箭头所指），呈灰蓝色，胸腔积液

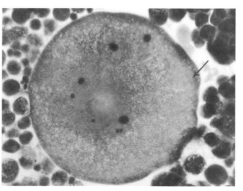

图 1-210　浆质体（箭头所指），嗜碱性强，腺癌，胸腔积液

（二）凋亡细胞

1.形态特点： 凋亡细胞胞质呈泡沫样改变，核固缩、核碎裂、核膜核仁消失，但胞膜结构仍然完整，无内容物外溢。

2.临床意义： 凋亡是指细胞程序性死亡。（图1-211～图1-222）

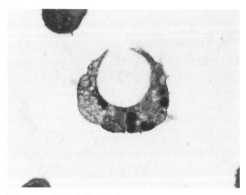

图1-211　凋亡细胞，腹水

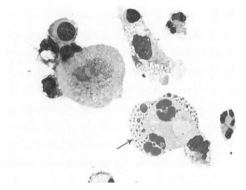

图1-212　凋亡细胞（箭头所指），胞体偏大，胞质紫红色，有较多颗粒状凋亡小体，胸腔积液

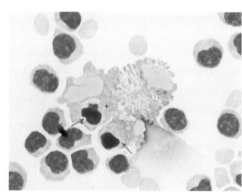

图1-213　凋亡细胞，胞体大，不规则，胞质灰蓝色，云雾状，下方可见固缩的细胞核（箭头所指），胸腔积液

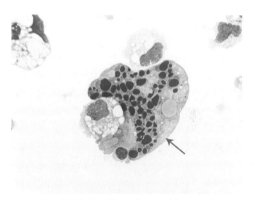

图1-214　凋亡细胞（箭头所指），胞体巨大，不规则，胞质灰蓝色，胞核碎裂成大小不等的凋亡小体，胸腔积液

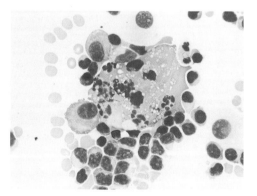

图1-215　凋亡细胞，胞核碎裂，肝硬化，胸腔积液

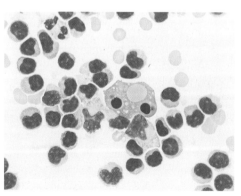

图1-216　凋亡细胞，可见两个固缩的胞核，胸腔积液

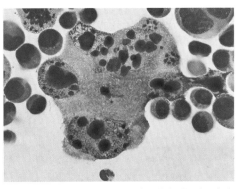

图1-217 凋亡细胞，癌细胞退变，染色质固缩成多个凋亡小体，需要与核仁进行区别，卵巢癌，腹水

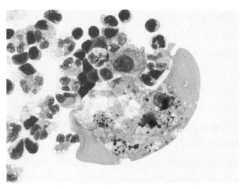

图1-218 凋亡细胞，胞体巨大，含有多个凋亡核，气胸，胸腔积液

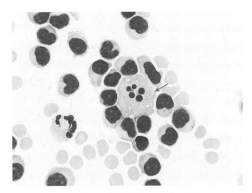

图1-219 凋亡细胞（箭头所指），胸腔积液

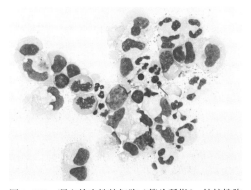

图1-220 凋亡的中性粒细胞（箭头所指），结核性胸膜炎，胸腔积液

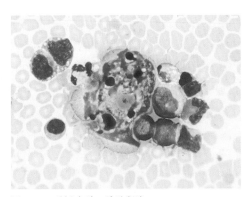

图1-221 凋亡细胞，胸腔积液

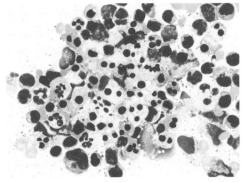

图1-222 凋亡细胞，胞质淡化、核固缩、核碎裂，结核性胸膜炎，胸腔积液

（三）退化细胞

1. 形态特点：退化细胞系正常细胞因长时间浸泡在积液中或经炎性因子、消化液等有害因素损伤，使其发生退变而成。主要表现为胞体增大、边缘不整；胞质增多、嗜多色、可见变性颗粒和（或）空泡；染色质疏松呈网状。

2. 临床意义：出现此类细胞，说明细胞在积液中存在较长时间或有害因素损伤较重。（图1-223～图1-226）

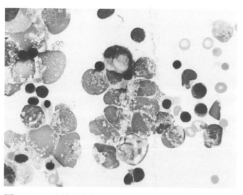

图 1-223 成片退化细胞，胞质消失、核质溶解，胸腔积液

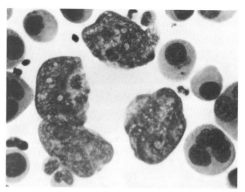

图 1-224 退化肿瘤细胞，退变后仅剩裸核，卵巢癌，腹水

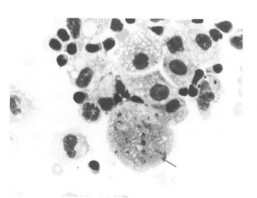

图 1-225 退化细胞（箭头所指），胸腔积液

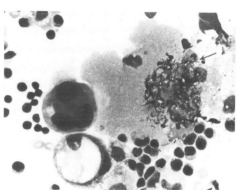

图 1-226 退化细胞（箭头所指），胸腔积液

（四）细胞包涵体

1. 形态特点： 包涵体多见于间皮细胞，胞质内可见数量不等、大小不一的紫红色颗粒或其他异物。

2. 临床意义： 可能与胞质颗粒变性、细胞内某些物质过度表达或分泌有关，其机制有待进一步研究。（图 1-227～图 1-234）

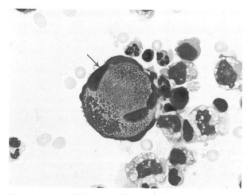

图 1-227 包涵体细胞（箭头所指），胞体巨大，胞质内充满大量紫红色颗粒，胞核挤向胞体两侧，胸腔积液

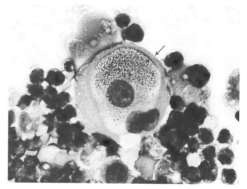

图 1-228 包涵体细胞，包涵体颗粒分散在细胞质中（箭头所指），胸腔积液

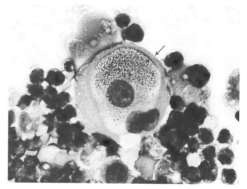

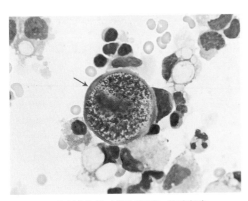

图 1-229　包涵体细胞（箭头所指），胸腔积液

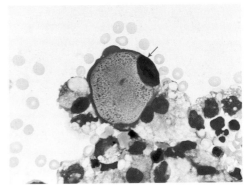

图 1-230　包涵体细胞（箭头所指），包涵体细颗粒状，胸腔积液

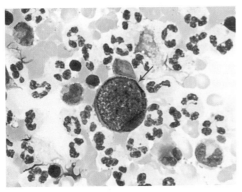

图 1-231　包涵体细胞，颗粒较粗，胸腔积液

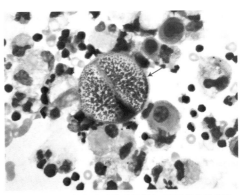

图 1-232　包涵体细胞（箭头所指），可见粗大的颗粒，胸腔积液

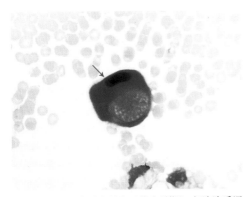

图 1-233　包涵体着色均匀（箭头所指），细胞胞质深染，胸腔积液

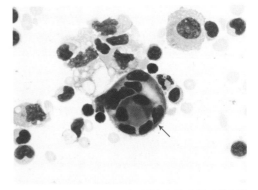

图 1-234　包涵体细胞嵌合到其他细胞中间（箭头所指），胸腔积液

（五）脂肪滴

1. 形态特点： 脂肪滴大小不等，呈球形，无色或淡黄色，折光性较强。

2. 临床意义： 脂肪滴是由于乳糜微粒从胸导管或淋巴管漏至浆膜腔所致，常见于外伤、肿瘤、感染、丝虫病或先天性疾病。（图 1-235～图 1-240）

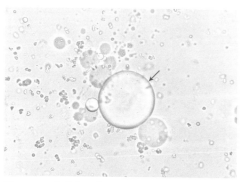

图 1-235　脂肪滴（箭头所指），胸腔积液，未染色，
×400

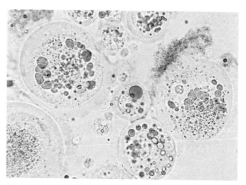

图 1-236　肿瘤细胞内可见大量脂肪滴，肺腺癌，胸腔
积液，油红 O 染色

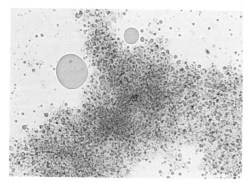

图 1-237　脂肪滴，胸腔积液，苏丹Ⅲ染色，×400

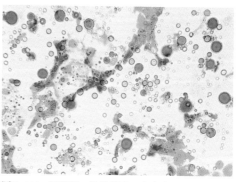

图 1-238　脂肪滴，胸腔积液，脂肪滴被染成橘红色，
苏丹Ⅲ与亚甲蓝复合染色，×400

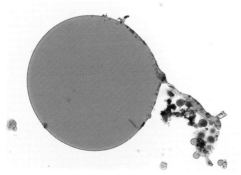

图 1-239　脂肪滴，体积巨大，乳糜性腹水，苏丹Ⅲ染
色，×400

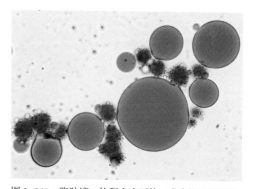

图 1-240　脂肪滴，体积大小不等，乳糜性鞘膜积液，
苏丹Ⅲ染色，×400

（六）细菌

1. 形态特点：染色后细菌结构较清晰，需要与细胞凋亡颗粒或细胞坏死碎片进行鉴别，后者大小不一，分布不规则，常伴有脓性背景。

2. 临床意义：检查出单一种类的细菌或胞内菌更有临床意义，当多种细菌同时存在并有脓性背景可提示浆膜腔包裹性积液、消化道瘘、肠道穿孔、化脓性或混合性感染等疾病。若出现较多粗大杆菌时，需要排除引流袋污染。（图 1-241～图 1-246）

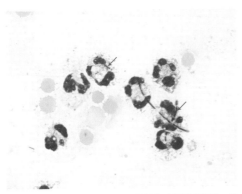

图1-241 被中性粒细胞吞噬的杆菌（箭头所指），细菌性腹膜炎，腹水

图1-242 细菌混合感染，可见球菌和杆菌，消化道穿孔，腹水

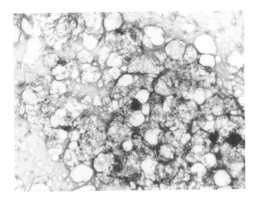

图1-243 成簇球菌，肠道瘘，腹水

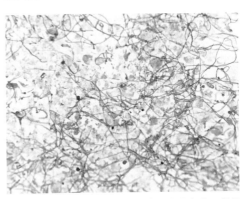

图1-244 细长的杆菌，食管瘘，胸腔积液，革兰染色

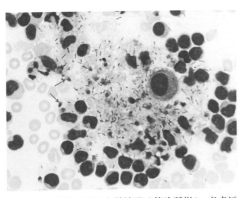

图1-245 细菌，可见大量精子（箭头所指），考虑污染所致，腹水

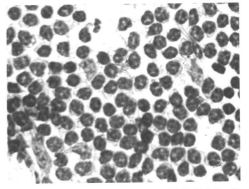

图1-246 抗酸杆菌（箭头所指），结核性胸膜炎，胸腔积液，抗酸染色阳性

（七）真菌

1.**形态特点**：真菌（fungus）形态与种类较多，在浆膜腔积液中常见的是念珠菌，圆形或椭圆形，可形成芽生孢子和假菌丝。其他种类真菌少见，可进行真菌培养鉴定，详见微生物参考书。

2.**临床意义**：在排除污染的情况下，提示浆膜腔真菌感染。（图1-247～图1-252）

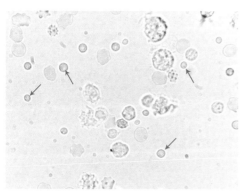

图 1-247 真菌孢子（箭头所指），胸腔积液，未染色

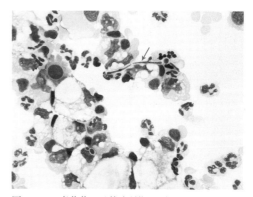

图 1-248 真菌菌丝（箭头所指），胸腔积液

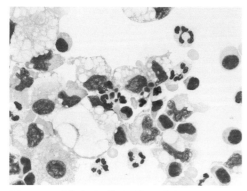

图 1-249 真菌孢子（箭头所指），染色呈深蓝色，胸腔积液

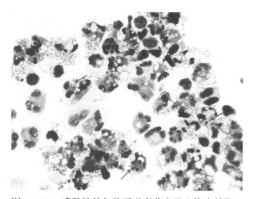

图 1-250 嗜酸性粒细胞吞噬真菌孢子（箭头所指），胸腔积液

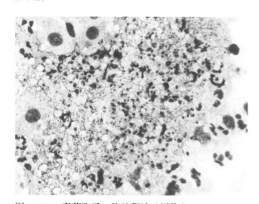

图 1-251 真菌孢子，胸腔积液（污染）

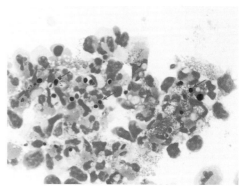

图 1-252 真菌孢子（箭头所指），胸腔积液，革兰染色

（八）结晶

1. 形态特点： 浆膜腔积液中常见药物结晶、胆红素结晶、胆固醇结晶等。胆固醇结晶为无色透明，缺角长方形、方形，多层薄片状结晶。胆红素是血红蛋白分解后通过肝脏系列酶的作用下形成的，胆红素增高、沉积形成胆红素结晶。组织中胆红素沉积，形成大小不等的黄色、金黄色或棕黄色的颗粒状、针芒状或团块状胆红素结晶，这些结晶可被单核巨噬细胞吞噬。橙色血质结晶是在局部出

血、梗死、脓肿时，血红蛋白分解产物在无氧或严重缺氧状态下，在局部沉积形成，其形态呈金黄色斜方体、菱形、针束状、团块状、菊花样、柴捆状或颗粒状。

2.**临床意义**：胆固醇结晶常见于有脂肪变性的陈旧性浆膜腔积液或胆固醇性浆膜腔积液。胆红素结晶和橙色血质在形成机制及病理意义上有所不同，但其化学性质及形态上是相同的。一般出血后 1～3 天可检出含红细胞的吞噬细胞，出血 4～7 天可见到瑞-吉染色呈棕黄色或灰黑色的含铁血黄素细胞，10 天左右可见到呈黄色的橙色血质结晶，这些结晶分布于液化的局部病灶，提示陈旧性出血。（图 1-253～图 1-276）

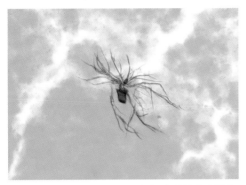

图 1-253　橙色血质结晶，肺脓肿，包裹性胸腔积液，亚甲蓝染色

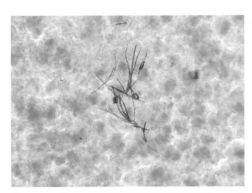

图 1-254　橙色血质结晶，菱形或针状混合存在，胸腔积液，亚甲蓝染色

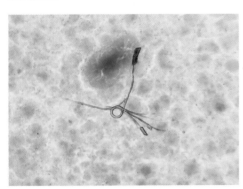

图 1-255　橙色血质结晶，胸腔积液，亚甲蓝染色

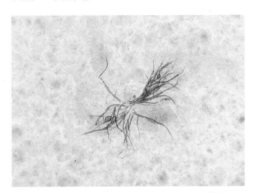

图 1-256　橙色血质结晶，胸腔积液，亚甲蓝染色

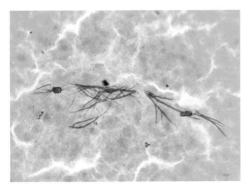

图 1-257　橙色血质结晶，胸腔积液，亚甲蓝染色

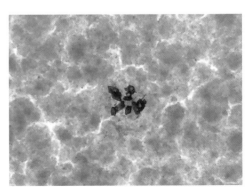

图 1-258　橙色血质结晶，胸腔积液，亚甲蓝染色

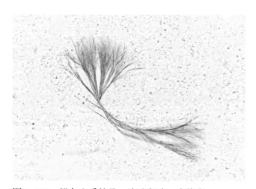

图 1-259　橙色血质结晶，胸腔积液，未染色

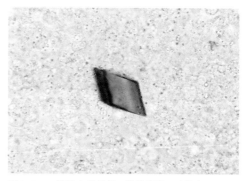

图 1-260　橙色血质结晶，胸腔积液，未染色

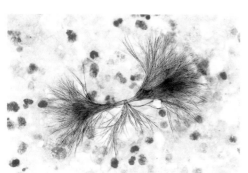

图 1-261　橙色血质结晶，胸腔积液，瑞-吉染色

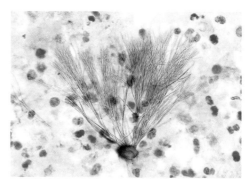

图 1-262　橙色血质结晶，胸腔积液，瑞-吉染色

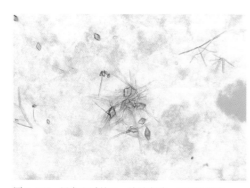

图 1-263　橙色血质结晶，胸腔积液，亚甲蓝染色

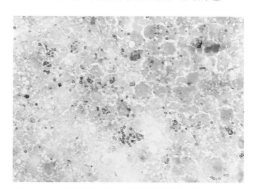

图 1-264　胆红素结晶，细菌性腹膜炎，腹水，亚甲蓝染色

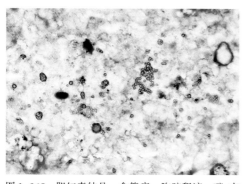

图 1-265　胆红素结晶，食管瘘，胸腔积液，瑞-吉染色

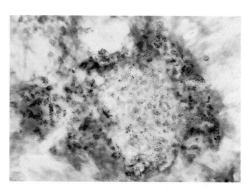

图 1-266　胆红素结晶，胸腔积液，瑞-吉染色

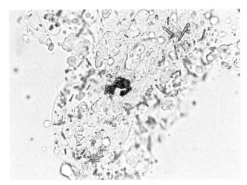

图 1-267　橙色血质结晶，胸腔积液，未染色

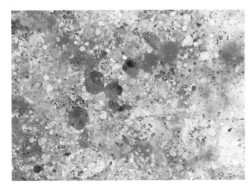

图 1-268　橙色血质结晶，细菌性腹膜炎，腹水，革兰染色

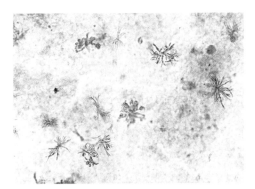

图 1-269　橙色血质结晶，胸腔积液

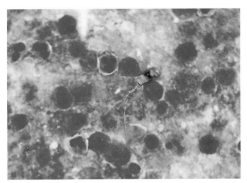

图 1-270　橙色血质结晶，胸腔积液

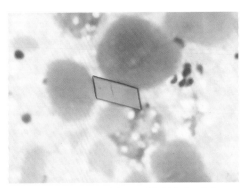

图 1-271　菱形橙色血质结晶，消化道穿孔，腹水

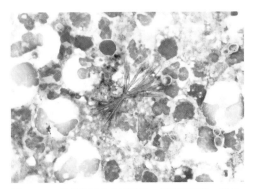

图 1-272　柴捆状橙色血质结晶，消化道穿孔，腹水

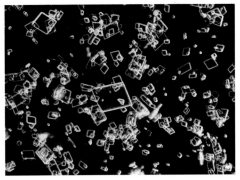

图 1-273　胆固醇结晶，腹腔积液，暗视野，×400

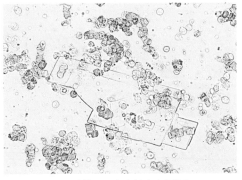

图 1-274　胆固醇结晶，胸腔积液，未染色

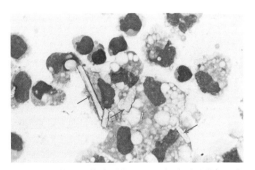

图1-275 结晶（箭头所指），巨噬细胞吞噬类似"焦磷酸钙结晶"，胆管癌，腹水

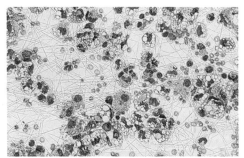

图1-276 不明丝状物，折光性强，不着色，细长针状，可能为药物结晶或纤维蛋白等，渗出性积液，胸腔积液，×400

第二节 恶性细胞

一、腺癌细胞

1.形态特点：分化好的腺癌细胞（adenocarcinoma cell）形态学特征主要表现为成团或成片分布，胞体大或巨大，细胞可相互粘连，细胞质边界不清，可呈腺腔样排列，胞质丰富，可见大小不一、数量不等的分泌泡，胞核大小不一，易见巨大核，数目不等，染色质分布不均，核仁多而明显。

2.临床意义：提示腺癌细胞浆膜腔转移。腺癌细胞检出率占胸腹水积液转移性肿瘤细胞检出率的90%左右，提示转移性肿瘤细胞有利于临床针对性治疗，特别是少量癌细胞的检出，更有利于患者早期诊断和治疗。（图1-277～图1-340）

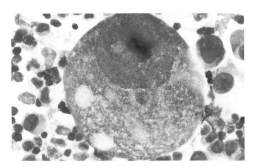

图1-277 肿瘤细胞，胞体巨大，胞质丰富，嗜碱性强，胞核巨大，核仁明显，肺腺癌，胸腔积液

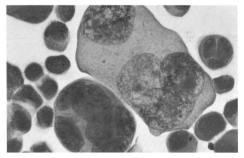

图1-278 腺癌细胞，胞体巨大，胞质丰富，胞核畸形，卵巢癌转移，腹水

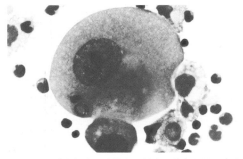

图1-279 腺癌细胞，胞体大，核大，核仁明显，胸腔积液

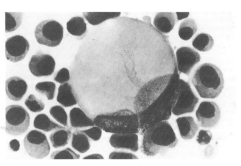

图1-280 腺癌细胞，胸腔积液

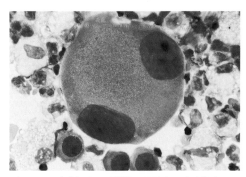

图1-281　腺癌细胞，对影核，肺腺癌，胸腔积液

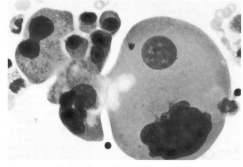

图1-282　腺癌细胞，双核，大核明显畸形，胸腔积液

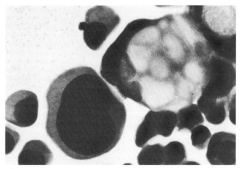

图1-283　腺癌细胞，胞体巨大，可见多个分泌泡，卵巢癌转移，腹水

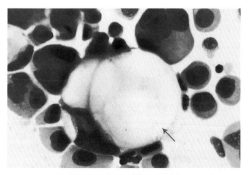

图1-284　腺癌细胞（箭头所指），胞体巨大，核被大分泌泡挤到一侧，卵巢癌，腹水

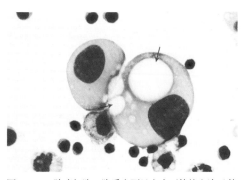

图1-285　腺癌细胞，胞质内可见大小不等的空泡（箭头所指），肺癌，胸腔积液

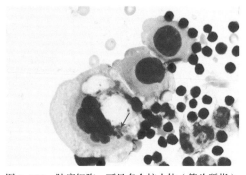

图1-286　肿瘤细胞，可见多个核小体（箭头所指），肺癌，胸腔积液

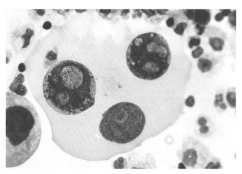

图1-287　腺癌细胞，胞体巨大，胞质清透，胞核大，退化感，上方两个胞核含大小不等的空泡，核仁明显，肺癌，胸腔积液

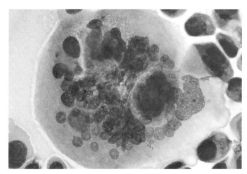

图1-288　畸形多核腺癌细胞，腹水

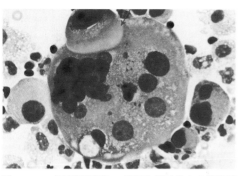

图 1-289 多核腺癌细胞，癌细胞相互嵌合（箭头所指），肺癌，胸腔积液

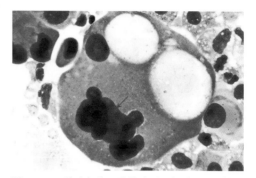

图 1-290 腺癌细胞，胞核畸形且相互堆叠（箭头所指），肺癌，胸腔积液

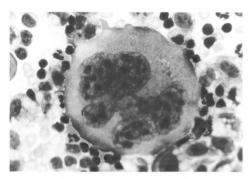

图 1-291 多核肿瘤细胞，细胞胞体巨大，胞核分叶状，核仁多而明显，肺腺癌，胸腔积液

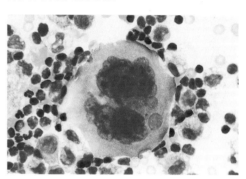

图 1-292 多核腺癌细胞，卵巢癌，腹水

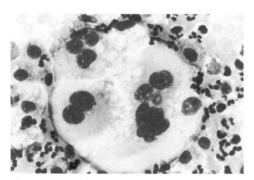

图 1-293 多核腺癌细胞，胞核多极分布，胞质泡沫状，肺癌，胸腔积液

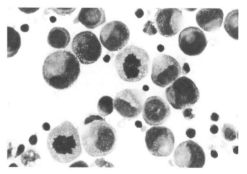

图 1-294 腺癌细胞，细胞散在分布，胞核畸形，偏位，胃癌胸腔转移，胸腔积液

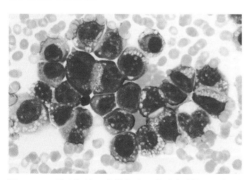

图 1-295 腺癌细胞，胞体偏小，胞质嗜碱性强，核质比高，成簇分布，肺癌，胸腔积液

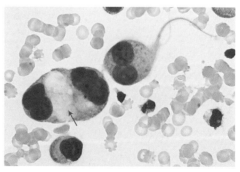

图 1-296 腺癌细胞，腺泡增多，呈"开窗"现象（箭头所指），胞核大小不一，肺癌，胸腔积液

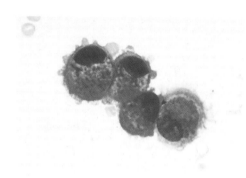

图 1-297 腺癌细胞，核明显偏位，呈印戒样改变，胞质粉红色，胃癌，腹水

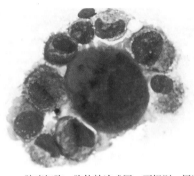

图 1-298 腺癌细胞，胞体粘连成团，不规则，周边可见粉红色绒毛状突起，胃癌，胸腔积液

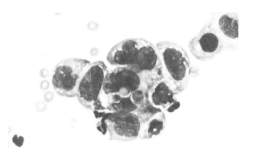

图 1-299 腺癌细胞，细胞聚集，胞质边界不清，肺癌，胸腔积液

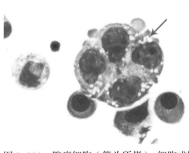

图 1-300 腺癌细胞（箭头所指），细胞成团，胞质边界不清，肺癌，胸腔积液

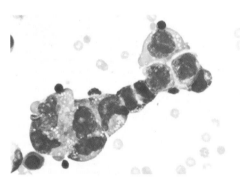

图 1-301 腺癌细胞，细胞成片分布，胞质边界不清，胞核畸形，肺癌，胸腔积液

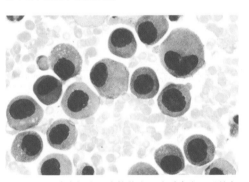

图 1-302 腺癌细胞，胞体偏大，胞质丰富，呈均匀灰蓝色，肺癌，胸腔积液

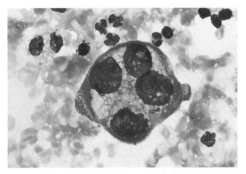

图 1-303 腺癌细胞，胞体大，胞质泡沫状，多核，胃癌，胸腔积液

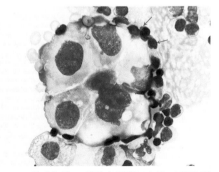

图 1-304 腺癌细胞，黏附少量淋巴细胞（箭头所指），卵巢癌，腹水

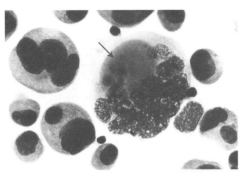

图 1-305　多核腺癌细胞，胞质内可见粉红色嗜酸性物质（箭头所指），卵巢癌，腹水

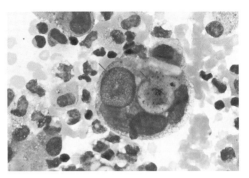

图 1-306　腺癌细胞，多个核，可见两个退化的胞核（箭头所指），结肠癌，腹水

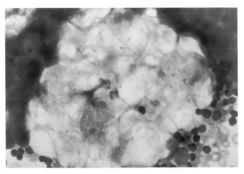

图 1-307　腺癌细胞，体积巨大，胞质内可见大量分泌泡，肺腺癌，胸腔积液

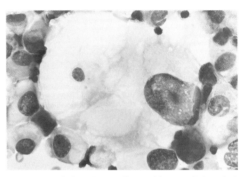

图 1-308　腺癌细胞，胞质呈云雾状，肺腺癌，胸腔积液

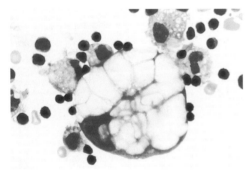

图 1-309　腺癌细胞，可见大小不等的分泌泡，食管腺癌，胸腔积液

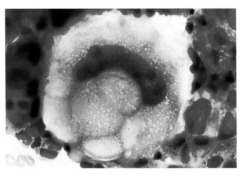

图 1-310　腺癌细胞，胞体巨大，胞质云雾状，分泌泡呈淡红色，核畸形，肺癌，胸腔积液

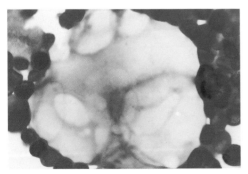

图 1-311　腺癌细胞，胞体巨大，胞质云雾状，PAS染色阳性，卵巢癌，腹水

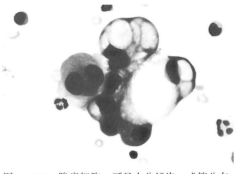

图 1-312　腺癌细胞，可见大分泌泡，成簇分布，肺癌，心包积液

体液细胞学图谱

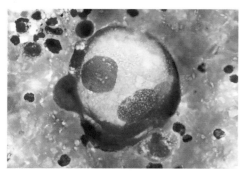

图 1-313　腺癌细胞，细胞核相互堆叠被挤到一侧，胃癌，胸腔积液

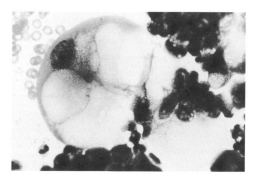

图 1-314　腺癌细胞，胞质内含多个大分泌泡，肺癌，胸腔积液

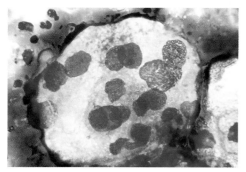

图 1-315　腺癌细胞，胞体巨大，胞质量丰富，着色较淡，多个畸形核，胃癌，胸腔积液

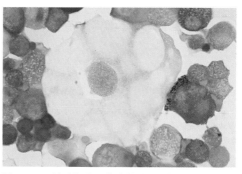

图 1-316　腺癌细胞，胞质内可见大分泌泡，胞质云雾状，PAS 染色胞质弱阳性，肺癌，胸腔积液

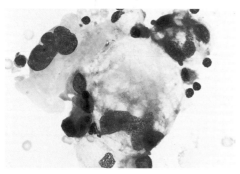

图 1-317　腺癌细胞，核明显畸形，胞质云雾状，肺癌骨转移，胸腔积液

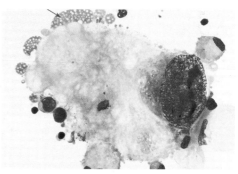

图 1-318　腺癌细胞，胞体巨大，胞质云雾状，边缘有伪足状突起（箭头所指），肺癌，胸腔积液

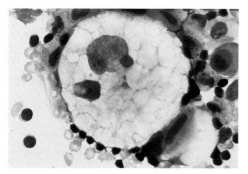

图 1-319　腺癌细胞，胞质内充满分泌泡，肺癌，胸腔积液

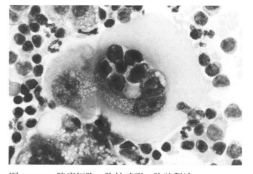

图 1-320　腺癌细胞，胞核畸形，胸腔积液

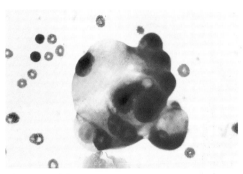

图1-321　腺癌细胞，细胞排列紊乱，胞质边界不清，云雾状，肺癌，胸腔积液

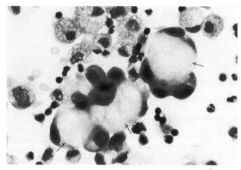

图1-322　腺癌细胞，小核癌细胞成团排列（箭头所指），肺癌，心包积液

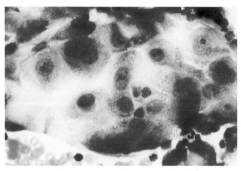

图1-323　腺癌细胞，成团分布，胞质边界不清，胞核小，核仁明显，肺癌，胸腔积液

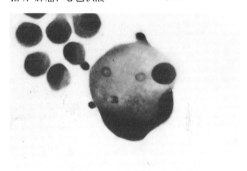

图1-324　腺癌细胞，胞体不规则，胞质内可见3个包涵体，肺癌骨转移，胸腔积液

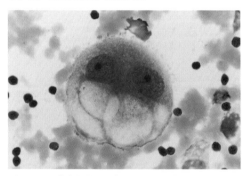

图1-325　腺癌细胞，胞体巨大，胞质丰富，其内可见大小不等的分泌泡，胞核大、偏位，核仁明显，胸腔积液

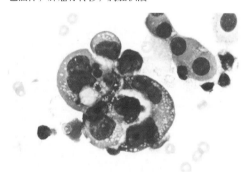

图1-326　腺癌细胞，肺癌，胸腔积液

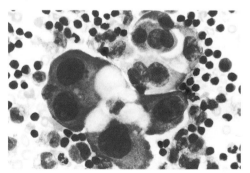

图1-327　腺癌细胞，成团分布，胸腔积液

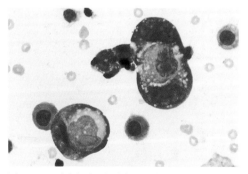

图1-328　腺癌细胞，细胞相互嵌合，胞核畸形，染色质排列紊乱，肺癌，胸腔积液

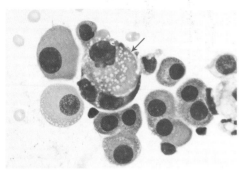

图1-329 腺癌细胞嵌合体（箭头所指），肺癌，胸腔积液

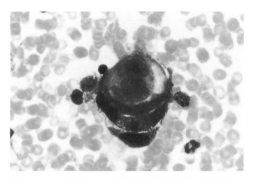

图1-330 腺癌细胞，肿瘤细胞嵌合体，胸腔积液

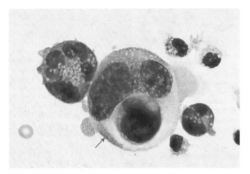

图1-331 肿瘤细胞嵌合体（箭头所指），卵巢癌，胸腔积液

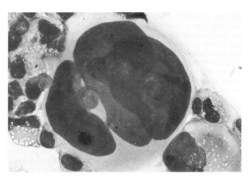

图1-332 腺癌细胞，胞体巨大，胞质量少，核质比高，胞核巨大，畸形，卵巢癌，胸腔积液

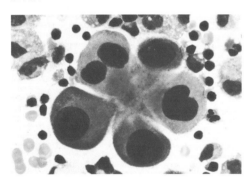

图1-333 腺癌细胞，腺腔样排列，中央可见少量嗜酸性物质，胸腔积液

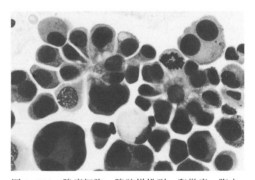

图1-334 腺癌细胞，腺腔样排列，卵巢癌，腹水

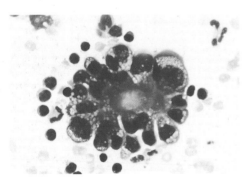

图1-335 腺癌细胞，腺腔样排列，肺癌，胸腔积液

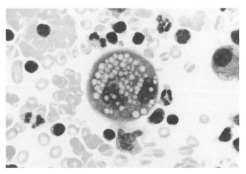

图1-336 腺癌细胞，细胞内可见大量脂质空泡，胞质边缘淡粉色绒毛状，肺癌，胸腔积液

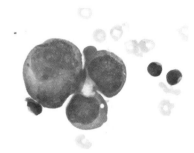

图 1-337 肿瘤细胞，核大小不一，核质比高，肝癌，胸腔积液

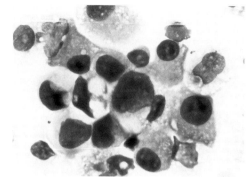

图 1-338 腺癌细胞，肺癌，胸腔积液

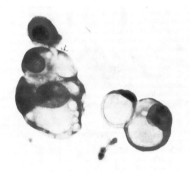

图 1-339 印戒样腺癌细胞，腹水

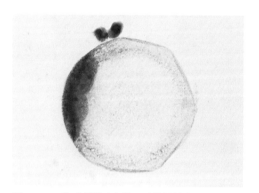

图 1-340 印戒样腺癌细胞，胞核被挤向一侧，核仁明显，腹水

二、小细胞癌细胞

1.**形态特点**：小细胞癌细胞体积较小，单个或成片分布，可呈站队样排列或呈裸核样改变，胞质量少，核质比高，胞核不规则，核染色质细腻，核仁小或不明显。

2.**临床意义**：小细胞癌属于恶性程度较高的恶性肿瘤，需做免疫组化确诊。（图 1-341～图 1-346）

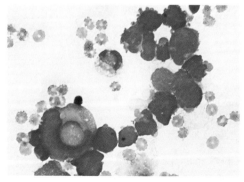

图 1-341 小细胞肺癌细胞，胞质量极少，核质比明显增高，胞核大小不一，胸腔积液

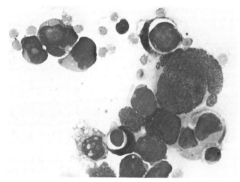

图 1-342 小细胞肺癌细胞，可见细胞嵌合体结构，胸腔积液

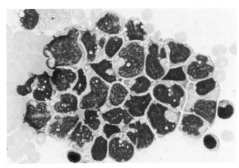 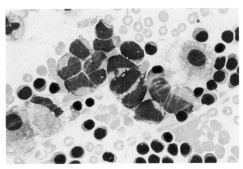

图 1-343 小细胞肺癌细胞，细胞成堆分布，体积大小不等，胸腔积液

图 1-344 小细胞肺癌细胞，胞质量少、淡染，核质比高，核着色均匀，胸腔积液

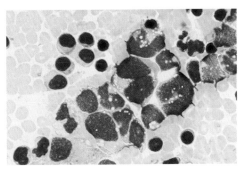 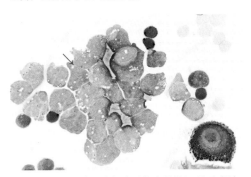

图 1-345 小细胞肺癌细胞，胸腔积液

图 1-346 小细胞肺癌细胞（箭头所指），胸腔积液，PAS 染色阴性

三、鳞癌细胞

1. **形态特点**：鳞状细胞癌（squamous cell carcinomas）在浆膜腔积液中少见，约占浆膜腔转移性肿瘤的 2%。该类细胞形态特征主要表现为胞体巨大，站队样排列或呈癌珠状聚集，部分细胞呈多形性，分化好的鳞癌细胞胞质薄，胞质量丰富，胞核巨大，单核或多核，核仁大而明显；分化差的鳞癌细胞胞体大小不等，胞质量少，嗜碱性，核质比明显增高。

2. **临床意义**：鳞癌多发于食管、肺、肛管、鼻咽部、喉部、支气管、宫颈、外阴等部位，在浆膜腔积液中发现鳞癌细胞提示肿瘤细胞浆膜腔转移。（图 1-347～图 1-356）

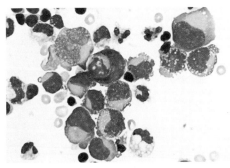 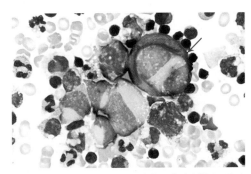

图 1-347 鳞癌细胞，胞质量少，胞质内着色偏红，有伪足状突起，食管癌患者，胸腔积液

图 1-348 鳞癌细胞，可见嵌合体（箭头所指），胸腔积液

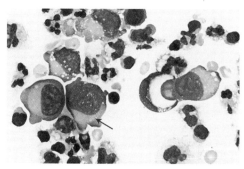

图 1-349 鳞癌细胞,胞质薄、无颗粒(箭头所指),胸腔积液

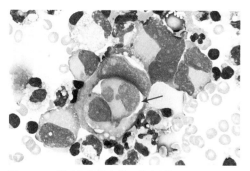

图 1-350 鳞癌细胞嵌合体(箭头所指),胸腔积液

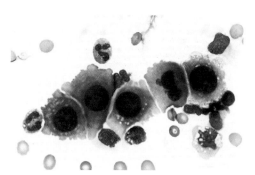

图 1-351 鳞癌细胞(高分化),胞体偏大,站队样排列,胞质量丰富,无颗粒,胞核大、偏位,核仁大而明显

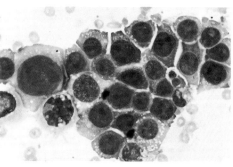

图 1-352 鳞癌细胞(低分化),成堆分布,体积大小不等,边界清晰,胞质量少,核质比偏高,胞核大,核仁明显

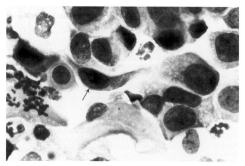

图 1-353 鳞癌细胞,呈纤维细胞样(箭头所指),胸腔积液

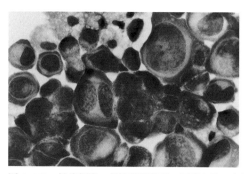

图 1-354 鳞癌细胞,细胞排列紧密,可见双核、多核,核仁大清晰,食管鳞癌,胸腔积液

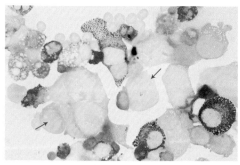

图 1-355 鳞癌细胞(箭头所指),PAS 染色阴性,食管癌,胸腔积液

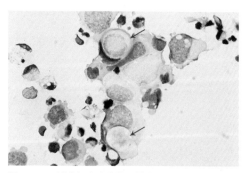

图 1-356 鳞癌细胞嵌合体(箭头所指),食管癌,胸腔积液,HE 染色

四、淋巴瘤细胞

1. 形态特点： 淋巴瘤细胞（lymphoma cell）在浆膜腔积液中检出率比较低，淋巴瘤细胞体积大小不等，胞质量多少不一，嗜碱性强，可见大小不等脂质空泡，核染色质粗，胞核畸形，可呈花瓣状，核仁可见。

2. 临床意义： 提示淋巴瘤细胞浆膜腔浸润。（图 1-357～图 1-364）

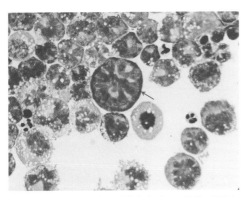

图 1-357 淋巴瘤细胞，胞体大小不一，胞核不规则，呈花瓣样（箭头所指），胸腔积液

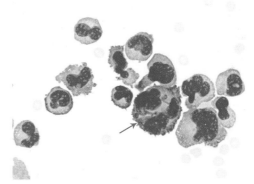

图 1-358 淋巴瘤细胞（箭头所指），非霍奇金淋巴瘤，胸腔积液

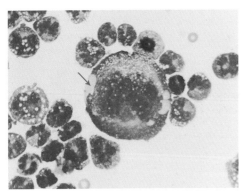

图 1-359 淋巴瘤细胞（箭头所指），胞体巨大，核染色质疏松，核仁明显，蜂窝状空泡，胸腔积液

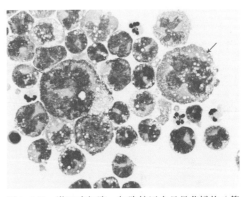

图 1-360 淋巴瘤细胞，细胞核巨大且呈花瓣状（箭头所指），胸腔积液

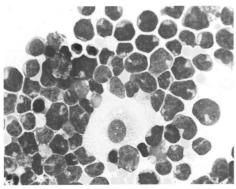

图 1-361 T淋巴母细胞淋巴瘤细胞，胞体大小不等，胞质量少，染色质细致，胸腔积液

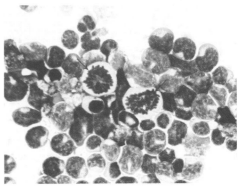

图 1-362 T淋巴母细胞淋巴瘤细胞，淋巴瘤细胞的染色体分裂相（箭头所指），胸腔积液

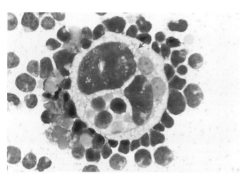

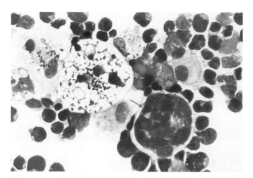

图 1-363　泡沫样巨噬细胞吞噬淋巴瘤细胞（箭头所指），胸腔积液

图 1-364　淋巴瘤细胞嵌合体（箭头所指），注意与小细胞癌进行区别，胸腔积液

五、间皮瘤细胞

1. 形态特点：间皮瘤细胞常以成簇聚集的异常间皮细胞为主，也可散在分布，胞体大小不一，成簇细胞胞质边界不清，胞质丰富，嗜碱性强，部分病例可见粉红色间皮孔，核圆形或类圆形，胞核数个到数十个不等，核染色质颗粒状，核仁明显。

2. 临床意义：间皮瘤是浆膜腔原发性肿瘤，多来源于间皮细胞及其支持的纤维结缔组织恶变。临床表现常见胸膜增厚、胸痛明显、出血不止或积液增多等。（图 1-365～图 1-368）

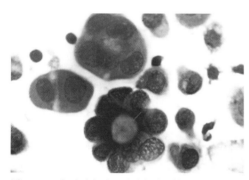

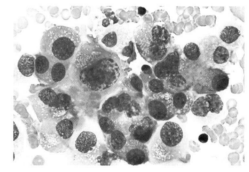

图 1-365　间皮瘤细胞，肿瘤细胞成簇，可见间皮孔（箭头所指），胸腔积液

图 1-366　间皮瘤细胞，部分细胞异型性明显，胸腔积液

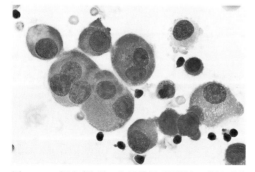

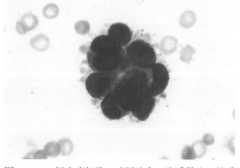

图 1-367　间皮瘤细胞，细胞数量明显增多，核异质改变明显，可见双核或多核间皮瘤细胞，胸腔积液

图 1-368　间皮瘤细胞，成团分布，胞质量少，核质比高，腹水

六、白血病细胞

1. 形态特点：白血病细胞（leukemia cell）是一类来自骨髓或外周血的恶性增殖细胞，由于造血祖细胞在增殖发育过程中发生了一系列基因的改变，使造血祖细胞增殖失控和分化停滞。原始细胞浸润到浆膜腔积液中，该类细胞大小不一，胞质嗜碱性强，髓系白血病可见颗粒或奥氏小体，胞核大，染色质细致，核仁明显；淋系白血病细胞胞质量少，核质比高，一般无颗粒，可通过流式免疫表型分析进行分类。

2. 临床意义：提示白血病细胞浆膜腔浸润。（图 1-369～图 1-372）

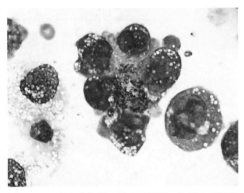

图 1-369　白血病细胞，核形不规则，胞质内可见颗粒，急性髓系白血病，胸腔积液

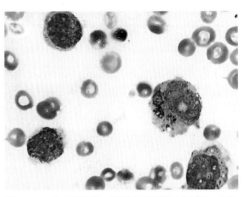

图 1-370　白血病细胞，胞质内可见紫红色颗粒，急性髓系白血病，胸腔积液

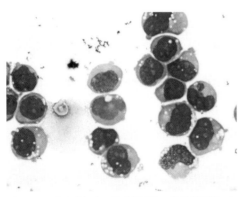

图 1-371　白血病细胞，胞质较淡染，核形不规则，急性髓系白血病，胸腔积液

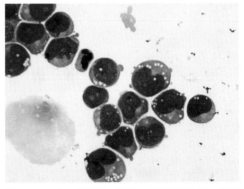

图 1-372　白血病细胞，胞质内出现较多空泡，急性髓系白血病，胸腔积液

七、黑色素瘤细胞

1. 形态特点：该类细胞胞体大小不一，部分细胞胞体巨大，多散在分布，胞质丰富，胞质内可见大量黑色素颗粒，核大小不一，核仁明显。部分黑色素瘤细胞为无颗粒型，需结合组织病理学或免疫组化进行确诊。

2. 临床意义：常见于黑色素瘤细胞浆膜腔转移。（图 1-373～图 1-378）

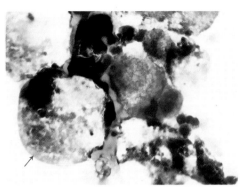

图1-373 黑色素瘤细胞（箭头所指），黑色素颗粒覆盖在核上，胸腔积液

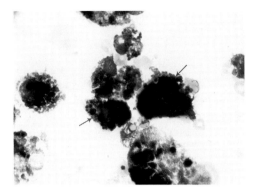

图1-374 黑色素瘤细胞（箭头所指），胸腔积液

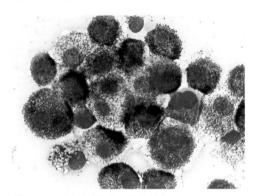

图1-375 黑色素瘤细胞，胸腔积液

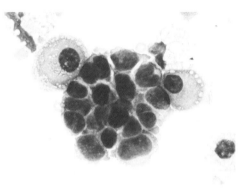

图1-376 黑色素瘤细胞（无颗粒型），胞体较小，胞质少，核畸形，胸腔积液

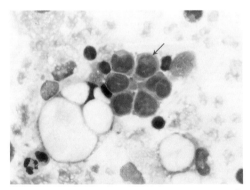

图1-377 黑色素瘤细胞（无颗粒型），核结构不清（箭头所指），胸腔积液，HE染色

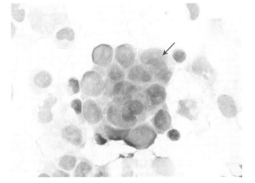

图1-378 黑色素瘤细胞（无颗粒型），胸腔积液，巴氏染色

八、多倍性染色体

1.**形态特点**：多倍性染色体是非整倍的超二倍体，肿瘤细胞有三倍体、四倍体或更多的超倍染色体；胞体大，胞质量丰富，嗜碱性，染色体排列紊乱。需要与正常染色体进行鉴别。

2.**临床意义**：常见于恶性积液，也可见于非恶性积液，如结核性积液。（图1-379～图1-394）

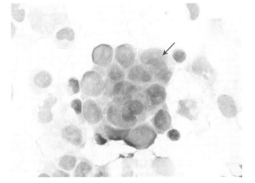

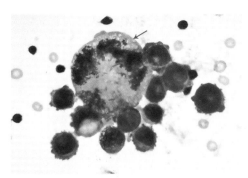

图 1-379　多倍体癌性染色体呈多极分布（箭头所指），
胃癌，胸腔积液

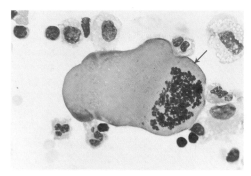

图 1-380　多倍体癌性染色体单极分布（箭头所指），
肺癌，胸腔积液

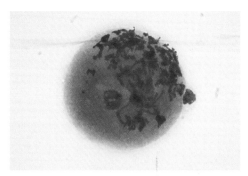

图 1-381　多倍染色体细胞退变，肺癌，胸腔积液

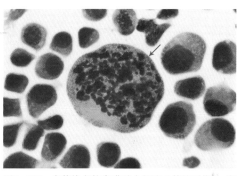

图 1-382　多倍染色体布满整个细胞（箭头所指），卵
巢癌，胸腔积液

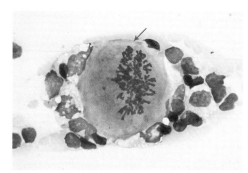

图 1-383　多倍染色体（箭头所指），染色体规则，胸
腔积液

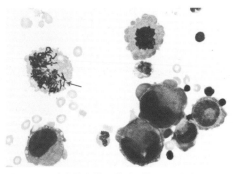

图 1-384　癌性染色体（箭头所指），染色体细长，小
细胞肺癌，胸腔积液

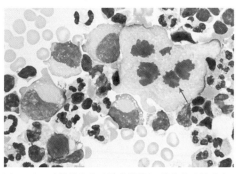

图 1-385　癌性染色体（箭头所指），染色体成簇分布，
胸腔积液

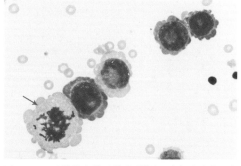

图 1-386　癌性染色体（箭头所指），小细胞肺癌，胸
腔积液

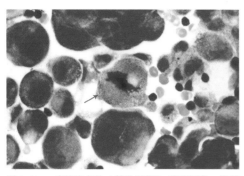

图 1-387　癌性染色体（箭头所指），胞质异常，胸腔积液

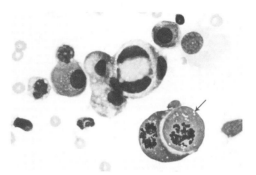

图 1-388　染色体分裂相嵌合体（箭头所指），肺癌，胸腔积液

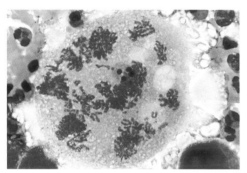

图 1-389　癌性染色体，胸腔积液（孙宏华　供图）

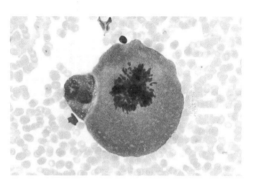

图 1-390　癌性染色体，胸腔积液

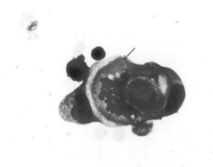

图 1-391　癌性染色体（箭头所指），胸腔积液

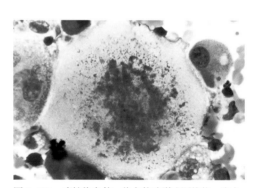

图 1-392　癌性染色体，染色体碎裂成颗粒状，腹水

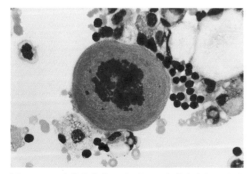

图 1-393　癌性染色体，来源于肺癌确诊病例，胸腔积液

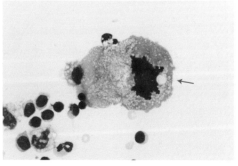

图 1-394　癌性染色体（箭头所指），胞质呈泡沫样，胸腔积液

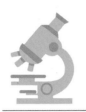

第二章 脑脊液细胞图谱

脑脊液是存在于脑室及蛛网膜下隙的一种无色透明的液体。以往，实验室对脑脊液分析仅限于脑脊液常规检查，部分实验室只开展脑脊液微生物检验和生化检查，而对于脑脊液细胞学检查重视不够。近些年，脑脊液细胞形态学得到了广泛应用和迅速推广，为临床提供便捷的、快速的、实用性强的辅助诊断依据，在临床诊疗活动中发挥了重要作用。

脑脊液细胞学检查，对中枢神经系统病毒性、结核性、化脓性、真菌性脑膜炎或脑出血、肿瘤、白血病、寄生虫等多种疾病具有重要诊断价值，还可用于疗效观察、病情监测和预后判断等，为临床提供了有效的诊疗依据。

正常脑脊液细胞的数量较少，病理情况下脑脊液细胞数量及形态的变化，临床意义有所不同，所以准确识别细胞形态特征，了解临床意义尤为关键。为此，本章节介绍了脑脊液中各种正常和异常细胞的形态特征及其他有形成分。本章节图未标注染色方法者均为瑞-吉染色，放大倍数为 1000 倍。

第一节 非异常细胞

一、免疫活性细胞

（一）小淋巴细胞

1. 形态特点：小淋巴细胞直径为 $6\sim10\,\mu m$，胞体呈圆形或椭圆形，胞质量少，淡蓝色，不含颗粒，胞核圆形，部分细胞有切迹，染色质致密，呈紫红色，有时可见假核仁。

2. 临床意义：小淋巴细胞为正常人脑脊液中的主要细胞，占细胞总数的 $60\%\sim80\%$。当脑脊液细胞总数增多，伴有粒细胞、吞噬细胞及浆细胞增多时，则有诊断意义，多见于中枢神经系统各类感染或非特异性脑膜刺激反应等疾病。（图 2-1～图 2-4）

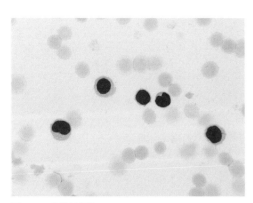

图 2-1　小淋巴细胞

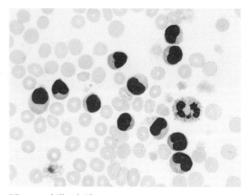

图 2-2　小淋巴细胞

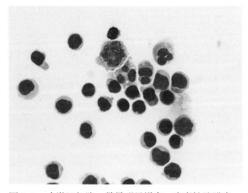

图 2-3　小淋巴细胞，数量明显增多，病毒性脑膜炎

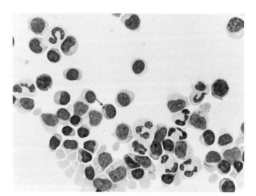

图 2-4　小淋巴细胞，可见核小体（箭头所指）

（二）大淋巴细胞

1. 形态特点：胞体较小淋巴细胞稍大，胞质稍多，呈淡蓝色，部分细胞胞质内可见少量嗜天青颗粒，胞核稍大，核圆形或类圆形，染色质着色比小淋巴细胞稍浅。

2. 临床意义：正常脑脊液偶见大淋巴细胞，若数量明显增多见于中枢神经系统感染或非特异性脑膜刺激反应。（图 2-5、图 2-6）

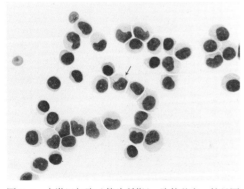

图 2-5　大淋巴细胞（箭头所指），胞体稍大，核呈圆形或椭圆形，胞质稍多，呈淡蓝色，周边整齐，部分细胞含嗜天青颗粒，胞核稍大，可见假核仁，病毒性脑膜炎

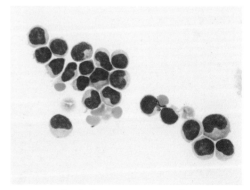

图 2-6　大淋巴细胞

（三）转化型淋巴细胞

1.形态特点： 转化型淋巴细胞是由小淋巴细胞受抗原刺激后转化而成，该类细胞形态不规则，部分细胞可见伪足，包膜多不完整，直径一般大于 $10\mu m$，胞质丰富、嗜碱性、无颗粒，核呈圆形，常有切迹，核膜清楚；核染色质疏松呈网状，可见 1～2 个核仁。

2.临床意义： 多见于细菌性脑膜炎（恢复期常见）、病毒性脑膜炎、结核性脑膜炎、脑脓肿、多发性硬化、脑梗死和蛛网膜下腔出血等疾病。（图 2-7、图2-8）

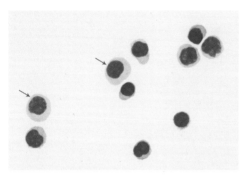

图 2-7　转化型淋巴细胞（箭头所指），胞质嗜碱性，无颗粒，核圆形，核膜清楚，胞核着色均匀，可见1～2 个清晰核仁，病毒性脑膜炎

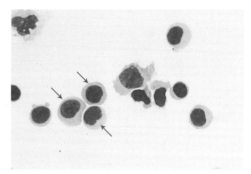

图 2-8　转化型淋巴细胞（箭头所指）

（四）大淋巴样细胞

1.形态特点： 大淋巴样细胞是被抗原激活转化而成，胞体和胞核均比大淋巴细胞大，为小淋巴细胞的 2～4 倍；胞质丰富，强嗜碱性，染色深蓝色；细胞核大，多不规则，居中或偏位，染色质稍粗，着色偏深；部分细胞在近核处周围有一明显的淡染区，称为核周晕（需要与浆细胞进行区别），核仁有或无。

2.临床意义： 大淋巴样细胞增多可见于结核性中枢神经系统感染，以及脊髓造影、蛛网膜下腔出血、脑梗死和脑肿瘤等疾病，并常伴有明显的转化型淋巴细胞及浆细胞的存在。（图 2-9～图 2-16）

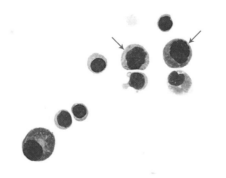

图 2-9　大淋巴样细胞（箭头所指），胞体增大，类圆形，胞质增多，嗜碱性强，染深蓝色，胞核大，核周略淡染，染色质粗，核仁隐约可见，脑听神经瘤术后

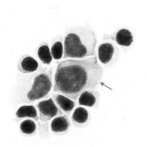

图 2-10　大淋巴样细胞（箭头所指），胞体大，胞质嗜碱性，胞核大，染色质粗，结核性脑膜炎

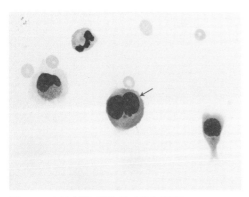

图 2-11　双核大淋巴样细胞（箭头所指）

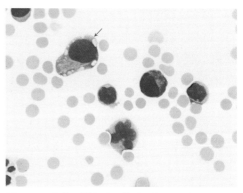

图 2-12　大淋巴样细胞（箭头所指），胞体增大，类椭圆形，胞质染深蓝色，边缘分布大小不等的空泡，核仁隐约可见，病毒性脑膜炎

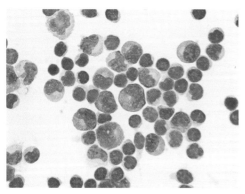

图 2-13　大淋巴样细胞，胞体偏大，圆形和类圆形，胞质增多，强嗜碱性，染深蓝色，胞核大，呈圆形或肾形，核周略淡染，染色质粗，核仁隐约可见，病毒性脑膜炎

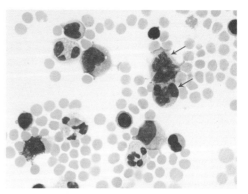

图 2-14　大淋巴样细胞（箭头所指），胞体增大，类圆形，胞质嗜碱性，边缘深染，核不规则，呈花瓣状，染色质疏松，病毒性脑膜炎

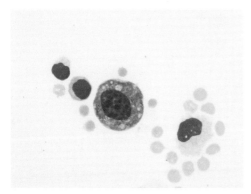

图 2-15　大淋巴样细胞，胞体大，胞质可见少量空泡，胞核大，居中，染色质粗呈块状，高血压脑出血

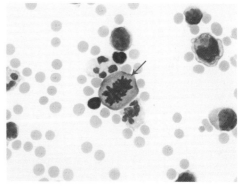

图 2-16　淋巴细胞分裂相

（五）脑样淋巴细胞

1. 形态特点：脑样淋巴细胞是一种胞体小，胞质少，染色质致密，核呈脑样外形的淋巴细胞。

2. **临床意义**：脑样淋巴细胞具有辅助 B 淋巴细胞产生 IgM 的功能，故又称 Tm 细胞。在抗感染和肿瘤免疫中起重要作用，常见于病毒性脑膜炎、结核性脑膜炎、脑出血恢复期、脑肿瘤以及精神分裂症等。另外，见于某些变态反应和自身免疫性疾病。脑样淋巴细胞的出现对机体免疫功能的评估、某些免疫性疾病及脑出血病人恢复期的诊断有一定的临床意义。（图 2-17～图 2-20）

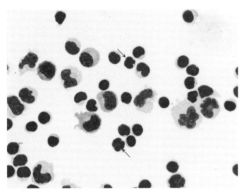
图 2-17　脑样淋巴细胞（箭头所指），病毒性脑膜炎

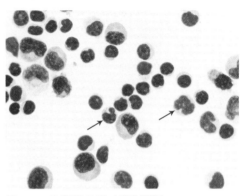
图 2-18　脑样淋巴细胞（箭头所指）

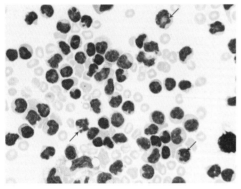
图 2-19　脑样淋巴细胞（箭头所指），脑出血

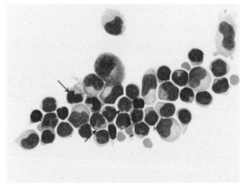
图 2-20　脑样淋巴细胞（箭头所指），病毒性脑膜炎

（六）浆细胞

1. **形态特点**：典型的浆细胞胞体规则，呈圆型，胞质丰富、灰蓝色，常有空泡，无颗粒，有时胞质内可见包涵体；胞核呈圆形、偏位；染色质致密呈块状，可见核周晕。未成熟浆细胞核大，胞质强嗜碱性，染色质疏松，偶见双核和多核浆细胞。浆细胞分泌抗体后胞质内形成脂肪空泡，空泡多者称为泡沫浆细胞。

2. **临床意义**：正常脑脊液中见不到浆细胞，浆细胞由 B 淋巴细胞受抗原刺激后转化而成的，可分泌免疫球蛋白。浆细胞数量增多提示机体产生免疫力或处于病情恢复期，常见于中枢神经系统感染，尤其是结核性脑膜炎、病毒性脑膜炎及脑猪囊虫病。（图 2-21～图 2-26）

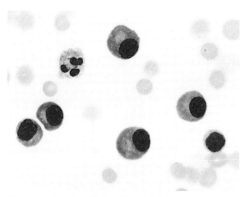

图 2-21　浆细胞，胞体中等大小，圆形或类圆形，胞质丰富，核周淡染区明显，胞核椭圆形、偏位，核染色质致密呈块状，无核仁，脑听神经瘤术后

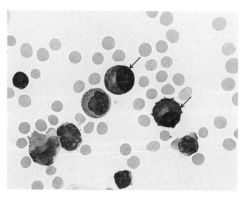

图 2-22　浆细胞（箭头所指），胞质深染，核明显偏位

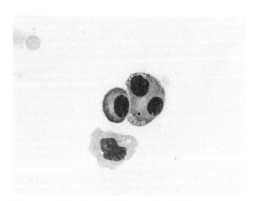

图 2-23　浆细胞，胞体大小不等，椭圆形，胞质丰富，核周淡染区明显，胞核 1～2 个，类圆形，染色质致密，无核仁，蛛网膜下腔出血

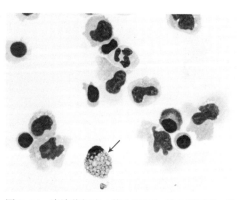

图 2-24　泡沫浆细胞（箭头所指），胞体椭圆形，胞质充满大量空泡，核固缩偏位，蛛网膜下腔出血

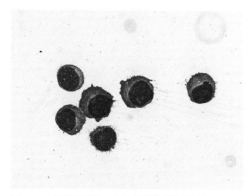

图 2-25　骨髓瘤细胞，多发性骨髓瘤脑膜浸润

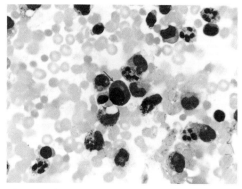

图 2-26　浆细胞（箭头所指）

二、单核、吞噬细胞

（一）单核细胞

1. 形态特点：单核细胞胞体较大，不规则形，直径为 12～20μm，胞质丰富，

染色呈灰蓝色，可见大小不等空泡及细小颗粒，胞核不规则，呈卵形、肾形、马蹄形、分叶状或笔架形，染色质疏松呈网状。

2. 临床意义：脑脊液中的单核细胞占正常脑脊液细胞的 30%～40%，和淋巴细胞的比例约为 3∶7 或 4∶6，若比例倒置或单核细胞形态异常多为病理性改变，可见于多种原因引起的脑膜非特异性反应和脑组织的破坏性病变，如脑挫伤、缺血、出血、炎症、肿瘤和变性疾病等。（图 2-27～图 2-30）

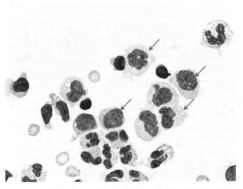
图 2-27　单核细胞（箭头所指），胞体不规则，胞质丰富，灰蓝色，可见空泡和嗜天青颗粒，核扭曲折叠、不规则形，染色质疏松，病毒性脑膜炎恢复期

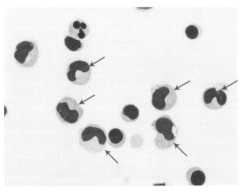
图 2-28　单核细胞（箭头所指），病毒性脑膜炎

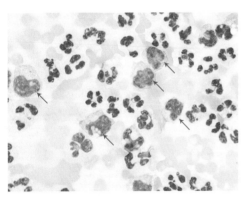
图 2-29　单核细胞（箭头所指），背景可见大量中性粒细胞，高血压脑出血

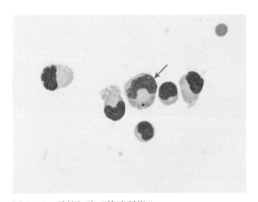
图 2-30　单核细胞（箭头所指）

（二）激活单核细胞

1. 形态特点：激活单核细胞由单核细胞被抗原激活而形成，该类细胞胞体和胞核增大，胞质灰蓝色，含有大小不等的空泡和嗜天青颗粒，边缘不齐或伪足突起，胞核不规则，染色质疏松，排列呈网状，部分细胞可见小核仁。

2. 临床意义：激活单核细胞在正常情况下仅占 2%，数量增多可见于中枢神经系统变性、炎症、肿瘤和各种异物刺激等。（图 2-31～图 2-36）

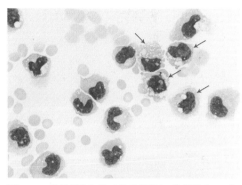

图 2-31　激活单核细胞（箭头所指），胞体增大，不规则，胞质增多，呈灰蓝色，可见大小不等的空泡，胞核肾形、不规则形或扭曲折叠形，染色质疏松呈网状，无核仁，脑胶质瘤切除术后

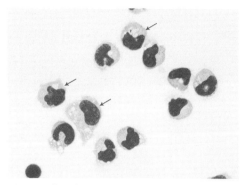

图 2-32　激活单核细胞（箭头所指），病毒性脑膜炎

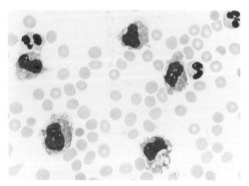

图 2-33　激活单核细胞，脑出血

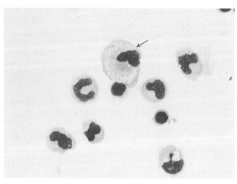

图 2-34　激活单核细胞（箭头所指）

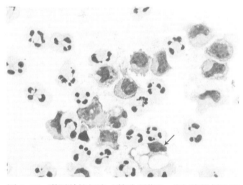

图 2-35　激活单核细胞（箭头所指），非创伤性颅内出血，革兰染色

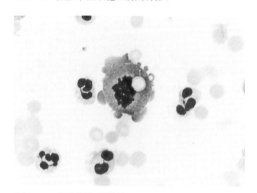

图 2-36　单核细胞分裂相

（三）吞噬细胞

　　吞噬细胞形态与激活单核细胞相似，胞质内可见各种吞噬物。该类细胞大小 $20\sim40\,\mu m$，可有伪足，核大偏位，胞质丰富，呈淡蓝色，染色质呈颗粒状，一般无核仁。胞体破碎、胞质空泡样改变为吞噬细胞退化表现。根据吞噬物不同可分为红细胞吞噬细胞、含铁血黄素吞噬细胞、橙色血质吞噬细胞、脂肪吞噬细胞、白细胞吞噬细胞等。

1.红细胞吞噬细胞：吞噬一个或多个红细胞的吞噬细胞，此类细胞在首次脑脊液标本中出现时，常提示脑出血后 1～5 天，为病理性出血。（图 2-37～图 2-58）

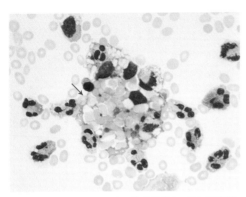

图 2-37　红细胞吞噬细胞（箭头所指），形态不规则，胞体明显增大，吞噬大量的新鲜红细胞，胞核被挤向一侧，核染色质致密，无核仁，脑胶质瘤切除术后

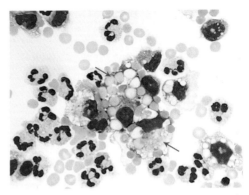

图 2-38　红细胞吞噬细胞（箭头所指），胞体增大，胞质淡蓝色，可见空泡及吞噬新鲜红细胞，核类圆形或不规则形，核挤向一侧，染色质疏松呈网状，无核仁，高血压脑出血

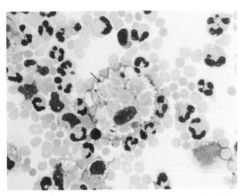

图 2-39　红细胞吞噬细胞（箭头所指），吞噬完整红细胞和红细胞碎片，脑出血

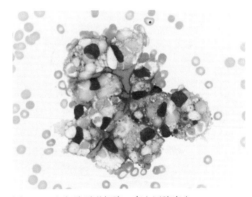

图 2-40　红细胞吞噬细胞，高血压脑出血

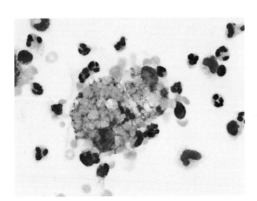

图 2-41　红细胞吞噬细胞，吞噬大量新鲜红细胞

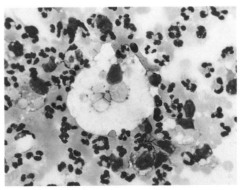

图 2-42　红细胞吞噬细胞，吞噬的红细胞消化后形成白色淡染区，高血压脑出血

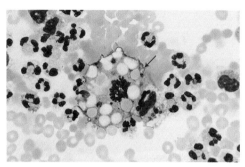

图 2-43　红细胞吞噬细胞，染色体分裂相（箭头所指）

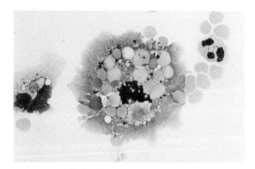

图 2-44　红细胞吞噬细胞，胞体明显增大，胞质丰富，吞噬大量新鲜红细胞及少量含铁血黄素颗粒，核呈染色体分裂相，高血压脑出血

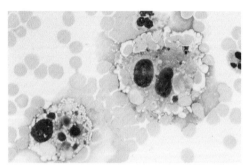

图 2-45　红细胞吞噬细胞，体积大小不等，胞质内可见吞噬的红细胞

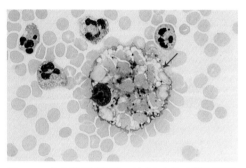

图 2-46　红细胞吞噬细胞，吞噬红细胞（箭头所指）及少量含铁血黄素颗粒，周围可见大量新鲜红细胞，提示脑出血

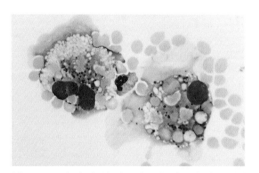

图 2-47　红细胞吞噬细胞，吞噬陈旧性红细胞、新鲜红细胞及红细胞碎片

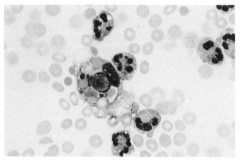

图 2-48　红细胞吞噬细胞，吞噬少量红细胞

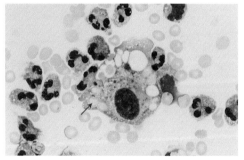

图 2-49　红细胞吞噬细胞，吞噬的红细胞部分已被消化（箭头所指），脑胶质瘤切除术后

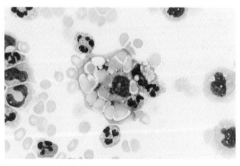

图 2-50　红细胞吞噬细胞，吞噬大量红细胞

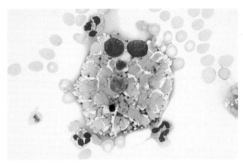

图 2-51　红细胞吞噬细胞，吞噬大量新鲜红细胞和红细胞碎片，蛛网膜下腔出血

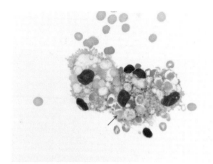

图 2-52　红细胞吞噬细胞（箭头所指），高血压脑出血

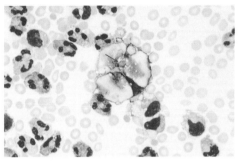

图 2-53　红细胞吞噬细胞（箭头所指），核被挤向一侧呈三角形

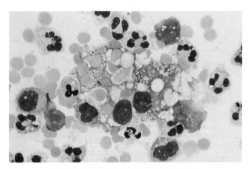

图 2-54　红细胞吞噬细胞，蛛网膜下腔出血

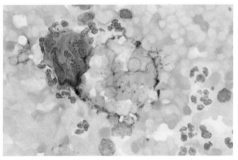

图 2-55　红细胞吞噬细胞，胞质内可见吞噬的多个红细胞和少量含铁血黄素颗粒，铁染色阳性，颗粒深蓝色，高血压脑出血

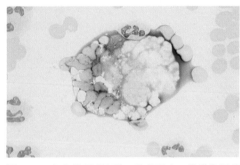

图 2-56　红细胞吞噬细胞，胞体巨大，胞质染深蓝色，铁染色阳性，非创伤性颅内出血

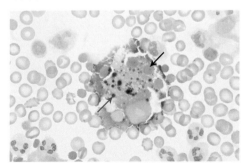

图 2-57　红细胞、含铁血黄素吞噬细胞，胞体增大，胞质充满大小不一的深蓝色含铁血黄素颗粒（红箭所指）和红细胞（黑箭所指），核挤向一侧，高血压脑出血，铁染色阳性

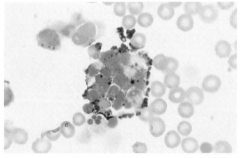

图 2-58　红细胞、含铁血黄素吞噬细胞，铁染色阳性

2. 含铁血黄素吞噬细胞： 吞噬含铁血黄素细胞的来源，是脑脊液中红细胞溶解后释放出的含铁血黄素被激活单核细胞直接吞噬，也可以是吞噬的红细胞经酶解后血红蛋白分解生成的含铁血黄素。该类细胞多在蛛网膜下腔出血 5 天后出现。（图 2-59～图 2-74）

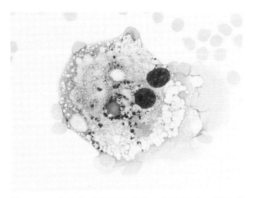

图 2-59　含铁血黄素吞噬细胞，胞体巨大，胞质丰富，染灰蓝色，可见大小不等空泡，双核，染色质呈块状，高血压脑出血

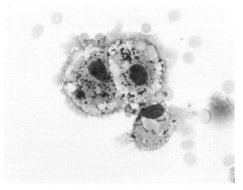

图 2-60　含铁血黄素吞噬细胞，内含含铁血黄素颗粒、红细胞和红细胞碎片

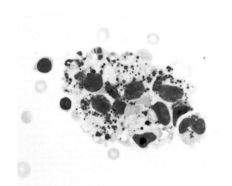

图 2-61　含铁血黄素吞噬细胞，蛛网膜下腔出血

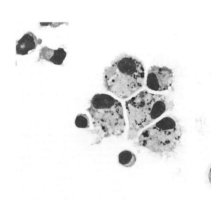

图 2-62　含铁血黄素吞噬细胞，脑出血

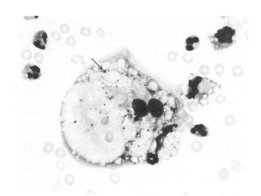

图 2-63　含铁血黄素吞噬细胞，可见吞噬少量含铁血黄素（箭头所指），边缘充满大小不等空泡，胞界清楚，核椭圆形偏位，染色质粗，脑胶质瘤术后

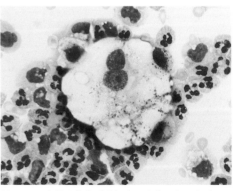

图 2-64　含铁血黄素吞噬细胞，胞体巨大，胞质灰蓝色，充满大小不等空泡和含铁血黄素颗粒，胞界清楚，双核，椭圆形稍偏位，染色质疏松，蛛网膜下腔出血

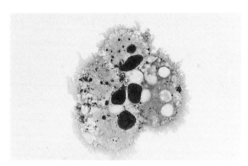

图 2-65　含铁血黄素吞噬细胞

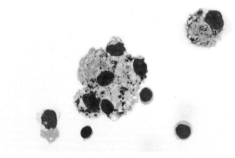

图 2-66　含铁血黄素吞噬细胞，脑出血恢复期

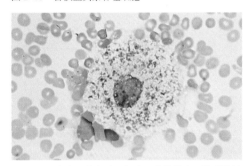

图 2-67　含铁血黄素吞噬细胞，胞体较大，胞质泡沫样，充满大小不等的含铁血黄素颗粒，核大居中，染色质疏松，脑出血恢复期

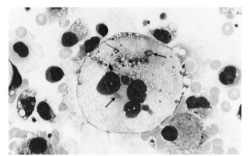

图 2-68　含铁血黄素、橙色血质吞噬细胞，胞质呈泡沫状，吞噬含铁血黄素颗粒（红箭所指），橙色血质结晶（黑箭所指），多个核，大小不等，染色质网状，高血压脑出血

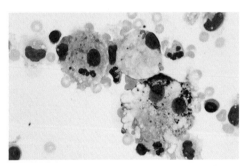

图 2-69　含铁血黄素、橙色血质吞噬细胞，胞质呈泡沫状，空泡大小不等，核椭圆形，染色质疏松，高血压脑出血

图 2-70　含铁血黄素、橙色血质吞噬细胞，蛛网膜下腔出血

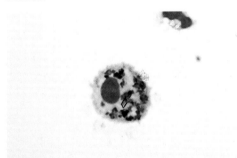

图 2-71　含铁血黄素、橙色血质吞噬细胞

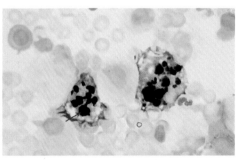

图 2-72　含铁血黄素吞噬细胞，胞体偏大，胞质深蓝色，边缘不整齐，充满大小不等蓝黑色块状颗粒（箭头所指），铁染色强阳性，核不规则形、偏位，染淡红色，蛛网膜下腔出血

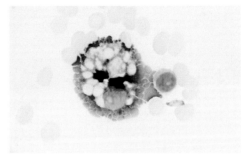

图 2-73　含铁血黄素吞噬细胞，蛛网膜下腔出血，铁　　图 2-74　含铁血黄素吞噬细胞，铁染色阳性
染色阳性

3. 橙色血质吞噬细胞、橙色血质结晶：橙色血质为红细胞被吞噬细胞吞噬后，血红蛋白经酶解生成，多为黄色，斜方体形、球形、不规则形，在脑出血 7～10 天可见到。（图 2-75～图 2-90）

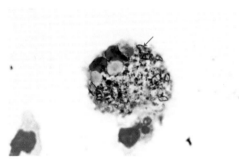

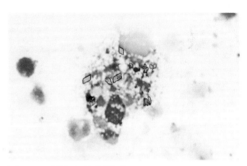

图 2-75　橙色血质吞噬细胞，大量橙色血质结晶（箭　　图 2-76　橙色血质吞噬细胞
头所指），脑出血恢复期

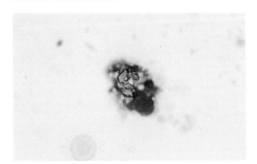

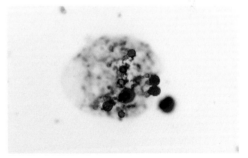

图 2-77　橙色血质吞噬细胞　　　　　　　　　　　　图 2-78　橙色血质吞噬细胞

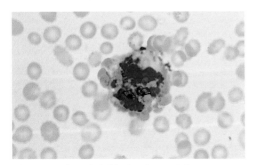

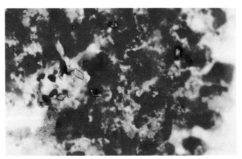

图 2-79　橙色血质吞噬细胞，高血压脑出血　　　　　图 2-80　橙色血质结晶

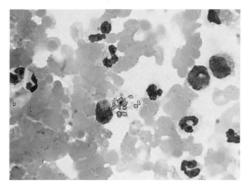

图 2-81　橙色血质结晶

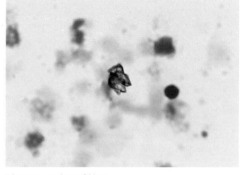

图 2-82　橙色血质结晶

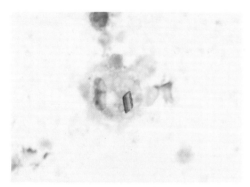

图 2-83　橙色血质吞噬细胞，蛛网膜下腔出血，亚甲蓝染色

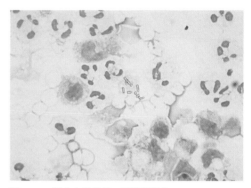

图 2-84　橙色血质结晶，亚甲蓝染色

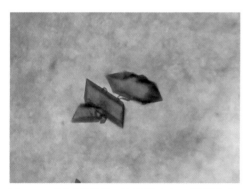

图 2-85　橙色血质结晶，高血压脑出血，亚甲蓝染色

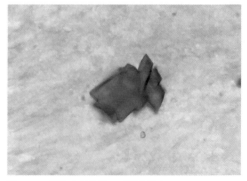

图 2-86　橙色血质结晶，亚甲蓝染色

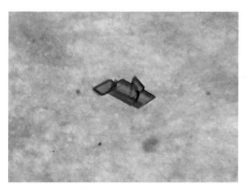

图 2-87　橙色血质结晶，亚甲蓝染色

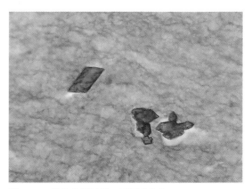

图 2-88　橙色血质结晶，亚甲蓝染色

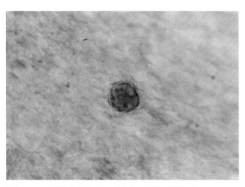

图 2-89　橙色血质结晶，球形，亚甲蓝染色

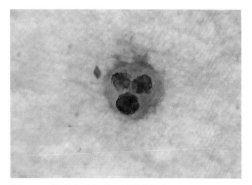

图 2-90　橙色血质结晶，亚甲蓝染色

4. 脂肪吞噬细胞、脂肪滴： 脂肪吞噬细胞是指吞噬脂肪颗粒后形成的一类细胞，瑞-吉染色后胞质内可见大小不等的圆形空泡；苏丹Ⅲ染色可见橘红色的脂肪滴。（图 2-91～图 2-94）

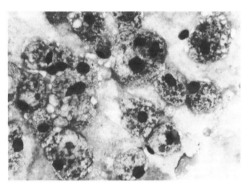

图 2-91　脂肪吞噬细胞，胞体大，胞质可见大小不等的圆形空泡，胞核偏位，染色质固缩

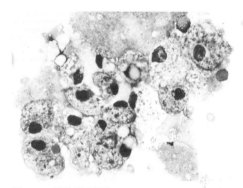

图 2-92　脂肪吞噬细胞

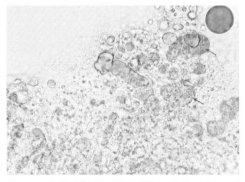

图 2-93　脂肪吞噬细胞（箭头所指），胞质可见大小不等红色脂肪滴，苏丹Ⅲ染色

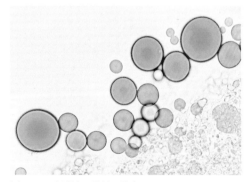

图 2-94　脂肪滴，苏丹Ⅲ染色

5. 白细胞吞噬细胞： 被吞噬的白细胞常见的有粒细胞、淋巴细胞、单核细胞等。病理情况下增多的淋巴细胞和粒细胞，都可以被吞噬细胞清除，形成白细胞吞噬细胞。（图 2-95～图 2-118）

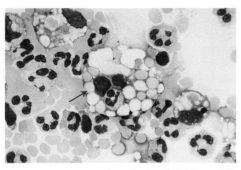

图 2-95　白细胞、红细胞吞噬细胞（箭头所指），胞体明显增大，同时吞噬白细胞和红细胞，核染色质致密，脑胶质瘤切除术后

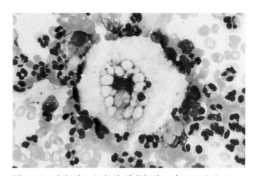

图 2-96　白细胞、红细胞吞噬细胞，高血压脑出血

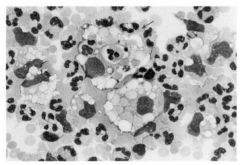

图 2-97　白细胞、红细胞吞噬细胞（箭头所指），高血压脑出血

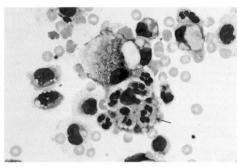

图 2-98　白细胞、红细胞吞噬细胞（箭头所指），吞噬多个中性粒细胞

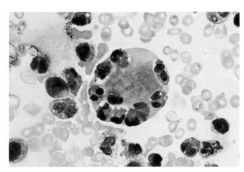

图 2-99　白细胞吞噬细胞，胞体巨大，吞噬多个嗜酸性粒细胞，胞核凋亡消失，脑出血

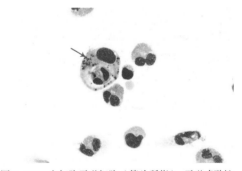

图 2-100　白细胞吞噬细胞（箭头所指），吞噬嗜酸性粒细胞

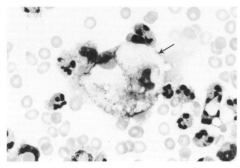

图 2-101　白细胞吞噬细胞（箭头所指），胞质内可见吞噬的细胞

图 2-102　白细胞吞噬细胞（箭头所指），吞噬单核细胞

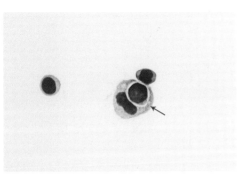

图 2-103　白细胞吞噬细胞（箭头所指），吞噬淋巴细胞

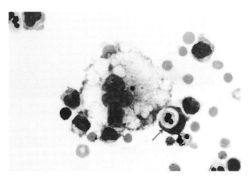

图 2-104　白细胞吞噬细胞（箭头所指），吞噬中性粒细胞，下丘脑出血

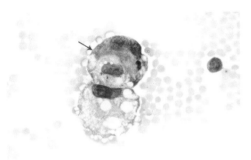

图 2-105　白细胞吞噬细胞（箭头所指），吞噬单核细胞

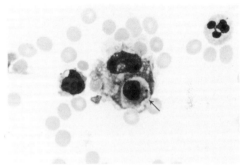

图 2-106　白细胞吞噬细胞（箭头所指），吞噬单核细胞

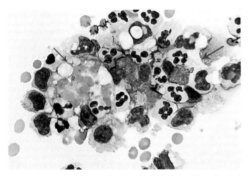

图 2-107　白细胞吞噬细胞（箭头所指），蛛网膜下腔出血

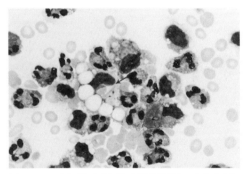

图 2-108　白细胞吞噬细胞（箭头所指），脑胶质瘤切除术后

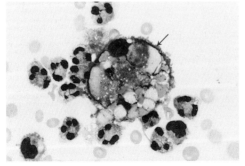

图 2-109　白细胞吞噬细胞（箭头所指），吞噬凋亡白细胞

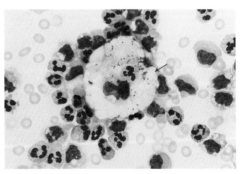

图 2-110　白细胞吞噬细胞（箭头所指），脑胶质瘤切除术后

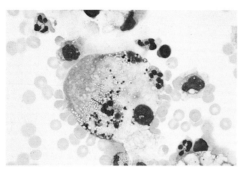

图 2-111　白细胞吞噬细胞（箭头所指），胞体巨大，胞质呈泡沫状，可见吞噬的中性粒细胞及含铁血黄素颗粒，胞核类圆形，高血压脑出血

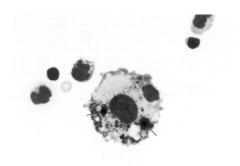

图 2-112　白细胞吞噬细胞（箭头所指），吞噬凋亡白细胞

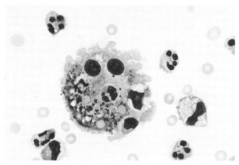

图 2-113　白细胞吞噬细胞，胞体大，胞质丰富，吞噬白细胞、红细胞及含铁血黄素颗粒，脑胶质瘤切除术后

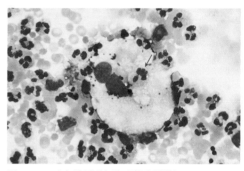

图 2-114　白细胞吞噬细胞（箭头所指）

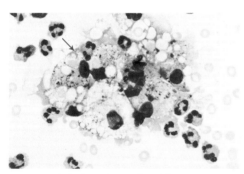

图 2-115　白细胞吞噬细胞（箭头所指），同时吞噬橙色血质结晶

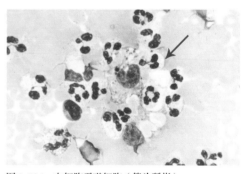

图 2-116　白细胞吞噬细胞（箭头所指）

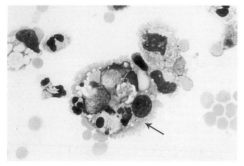

图 2-117　白细胞吞噬细胞（箭头所指），吞噬凋亡白细胞，蛛网膜下腔出血

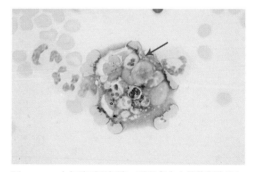

图 2-118　白细胞吞噬细胞，吞噬多个中性粒细胞和红细胞（箭头所指），脑出血，铁染色弱阳性

（四）印戒样细胞

该类细胞胞体大或明显增大，胞质丰富，着色偏淡，胞核被挤向一侧，形成"印戒样"，胞核固缩，无核仁。需要与印戒样肿瘤细胞进行区别，印戒样肿瘤细胞胞核相对较大，核仁明显。（图 2-119～图 2-122）

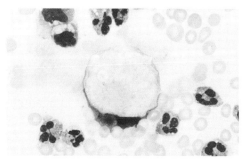

图 2-119　印戒样细胞，胞体巨大，胞质丰富，呈空泡状，胞核被挤向一侧，脑胶质瘤切除术后

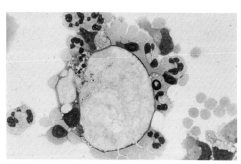

图 2-120　印戒样细胞，胞体巨大，胞质丰富，染均匀淡粉色，可见大空泡，胞核被挤向一侧，高血压脑出血

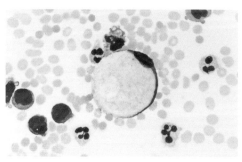

图 2-121　印戒样细胞

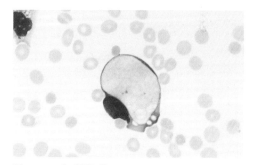

图 2-122　印戒样细胞

三、巨细胞

巨细胞体积巨大，可有双核或多核。巨细胞分为良性巨细胞和肿瘤性巨细胞，良性巨细胞常为转化型淋巴细胞或浆细胞的无丝分裂，以及单核细胞被激活后的体积增大，此种细胞提示非特异性脑膜激惹，后者和激活单核细胞的意义相同。肿瘤性巨细胞，胞体增大，胞质嗜碱性强，胞核明显增大，多核畸形，核仁大。在实际工作中，需要掌握两种细胞特点进行鉴别。（图 2-123、图 2-124）

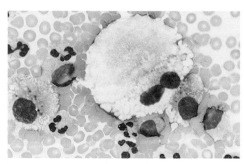

图 2-123　巨细胞，胞体巨大，类圆形，胞质呈空泡样变性，双核，胞核偏位，染色质固缩，高血压脑出血

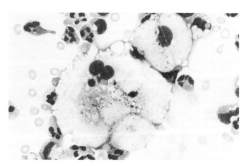

图 2-124　巨细胞，胞体巨大，不规则，胞质丰富，泡沫状，双核，核致密块状，无核仁，脑出血

四、粒细胞

（一）中性粒细胞

1.形态特点：中性粒细胞胞体直径 $10\sim12\mu m$，呈圆形或不规则形，胞质呈粉红色或淡红色，可见细小的淡红色嗜中性颗粒，胞核可呈杆状或分叶状，常分为 $2\sim4$ 叶，其间有细丝相连。

2.临床意义：中性粒细胞增多主要见于脑、脑膜的细菌和病毒感染、脑外伤、脑血管病、椎管内药物注射、某些恶性肿瘤以及非特异性脑膜激惹等情况，且以细菌性感染的急性炎症渗出最为显著。（图 2-125～图 2-130）

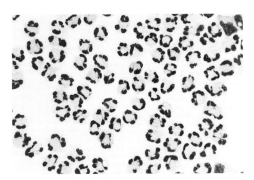

图 2-125　中性粒细胞，中性颗粒粉红色，胞核多分叶，以细丝相连，化脓性脑膜炎

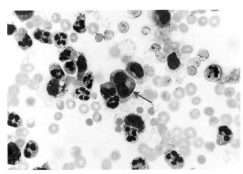

图 2-126　中性晚幼粒细胞（箭头所指），伴中性粒细胞增多，胞质含中毒颗粒和空泡变性，脑出血合并感染

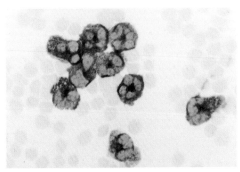

图 2-127　中性粒细胞，碱性磷酸酶染色（NAP）强阳性，颅内感染

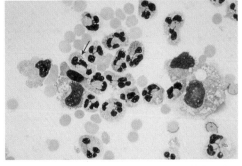

图 2-128　中性粒细胞吞噬橙色血质结晶（箭头所指），蛛网膜下腔出血

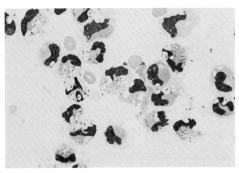

图 2-129　中性粒细胞，吞噬细菌，化脓性脑膜炎

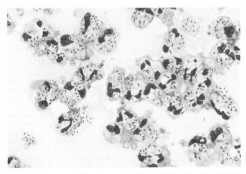

图 2-130　中性粒细胞，吞噬革兰阴性杆菌，化脓性脑膜炎，革兰染色

（二）嗜酸性粒细胞

1. **形态特点**：嗜酸性粒细胞胞体圆形，直径为 $13\sim15\mu m$。成熟的细胞胞核呈典型的双分叶状，其间有细丝相连，染色质丰富，胞质内布满粗大的橘红色或橘黄色嗜酸性颗粒。

2. **临床意义**：嗜酸性粒细胞在正常脑脊液中难以见到，比例不超过 1%，婴幼儿小于 4%。数量增多最常见于脑寄生虫病（常可达 5%~50%）和嗜酸性粒细胞增多症，也可见于神经系统炎症疾病（如结核性脑膜炎和病毒性脑膜炎）、蛛网膜下腔出血、非炎症病变如多发性硬化症、过敏性疾病、恶性肿瘤、药物反应等。（图 2-131～图 2-136）

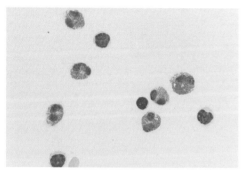

图 2-131　嗜酸性粒细胞，胞体圆形，胞质布满粗大均匀的橘黄色嗜酸性颗粒，胞核双分叶状

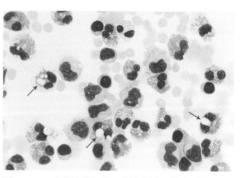

图 2-132　嗜酸性粒细胞，空泡变性（箭头所指），伴单核细胞增多，脑出血

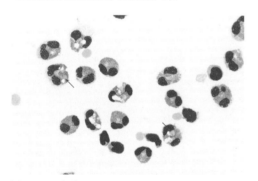

图 2-133　嗜酸性粒细胞，吞噬红细胞（箭头所指）

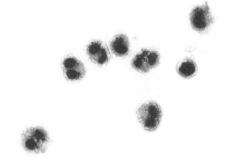

图 2-134　嗜酸性粒细胞，着色较深，结构模糊，说明有退化溶解现象

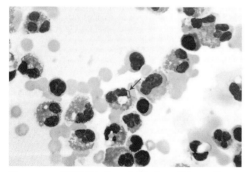

图 2-135　嗜酸性粒细胞，吞噬橙色血质结晶（箭头所指），原发性血小板减少症并发脑出血

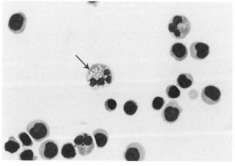

图 2-136　嗜酸性粒细胞，胞质含空泡（箭头所指），伴淋巴细胞增多

（三）嗜碱性粒细胞

1.形态特点： 嗜碱性粒细胞胞体呈圆形，直径为 $11 \sim 13 \mu m$，胞质少，胞核分叶不清楚，可分为紧密相连的 $2 \sim 3$ 叶，胞质布满大小不等、分布不均的深蓝色嗜碱性颗粒，且多覆盖于胞核，使核膜不清楚。

2.临床意义： 嗜碱性粒细胞数量增多，提示存在变态反应或细胞免疫反应。（图 2-137、图 2-138）

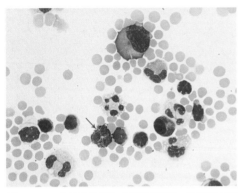

图 2-137 嗜碱性粒细胞（箭头所指），蛛网膜下腔出血

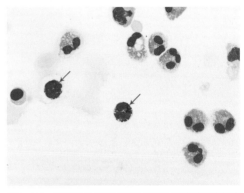

图 2-138 嗜碱性粒细胞（箭头所指）伴嗜酸性粒细胞增多，脑外伤

五、红细胞

正常红细胞大小均一，胞体直径 $6 \sim 9 \mu m$，呈双凹圆盘状，无胞核，粉红色，中央有生理性淡染区（约为红细胞直径 1/3）。血性脑脊液要排除穿刺损伤，白细胞和红细胞需用校正公式进行校正。病理情况下提示脑出血或蛛网膜下腔出血。（图 2-139～图 2-142）

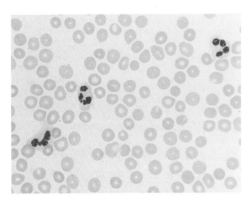

图 2-139 新鲜红细胞

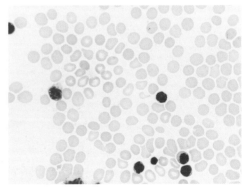

图 2-140 新鲜红细胞

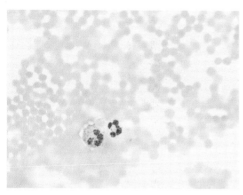

图 2-141　陈旧红细胞，红细胞着色较淡，结构破损

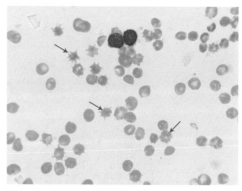

图 2-142　棘形红细胞（箭头所指）

六、凋亡细胞

　　该类细胞胞体完整，胞体大小不等，胞质着色偏酸，可见空泡、脂肪或色素颗粒，胞核固缩成小球形或碎裂成颗粒状，核染色质致密成团，着色变浅或变深。（图 2-143～图 2-148）

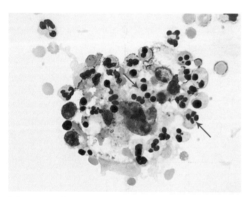

图 2-143　凋亡细胞（箭头所指），胞体中等大小，胞质染粉红色，核固缩状，化脓性脑膜炎

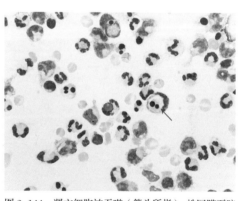

图 2-144　凋亡细胞被吞噬（箭头所指），蛛网膜下腔出血

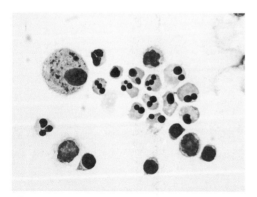

图 2-145　凋亡细胞，中性粒细胞核固缩成小球状，颅脑损伤

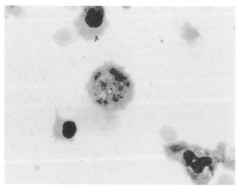

图 2-146　凋亡细胞，胞体大、胞质丰富，胞核碎裂成多个大小不等的紫红色颗粒，蛛网膜下腔出血

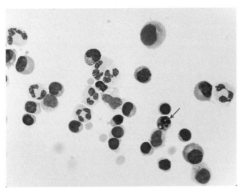

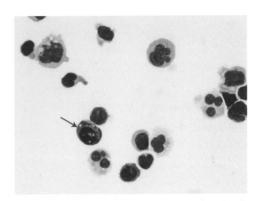

图 2-147　凋亡淋巴细胞（箭头所指），胞体小，胞质嗜碱性，核碎裂，病毒性脑膜炎

图 2-148　凋亡细胞（箭头所指），胞体中等大小，胞质嗜碱性，可见多个空泡，核固缩，病毒性脑膜炎

七、退化细胞

退化细胞，形态特征出现畸变，胞体多不规则，胞质呈淡蓝色、灰蓝色、淡粉红色或嗜多色，空泡变性，核肿胀模糊，无核仁。退化细胞形态结构多不完整，给细胞分类带来很大困难。（图 2-149、图 2-150）

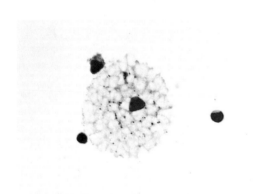

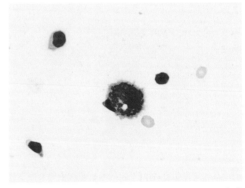

图 2-149　退化细胞，胞体明显增大，胞质着色浅，泡沫样，可见少量含铁血黄素颗粒，核固缩，蛛网膜下腔出血

图 2-150　退化细胞，胞体中等大，胞质灰蓝色，充满粗大颗粒，核固缩、偏位

八、脉络丛-室管膜细胞

1. 形态特点：脉络丛细胞成簇或散在分布，立方形或圆形，胞质丰富，粉红色或灰蓝色，胞核类圆形或椭圆形，染色质疏松均匀，部分细胞可见核仁。室管膜细胞胞质偏嗜碱性，染色质疏松，细胞大小、形态与脉络丛细胞不易区分，故合称为脉络丛-室管膜细胞。

2. 临床意义：此类细胞为正常脑脊液中脱落细胞，常无诊断价值。（图 2-151～图 2-154）

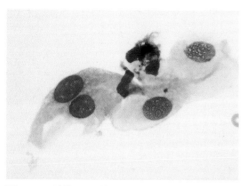

图 2-151　脉络丛-室管膜细胞，胞体较大，胞体呈梭形或不规则形，胞质丰富，染蓝色，胞核椭圆形，染色质粗颗粒状，听神经瘤术后

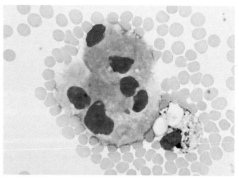

图 2-152　脉络丛-室管膜细胞，细胞粘连成团，边界不清，胞质丰富，胞核不规则，染色质聚集成块，无核仁，蛛网膜下腔出血

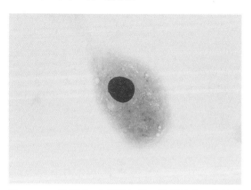

图 2-153　脉络丛-室管膜细胞，胞质丰富，着色粉红色

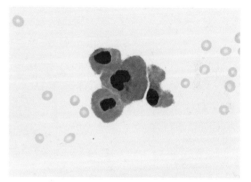

图 2-154　脉络丛-室管膜细胞，细胞大小不等，胞质丰富，呈紫红色，胞核类圆形，染色质聚集成块，无核仁

第二节　其他有形成分

一、细菌、真菌、寄生虫

脑脊液中可以发现细菌、真菌、寄生虫，在排除污染的情况下，提示脑脊液细菌感染、真菌感染、寄生虫感染。（图 2-155～图 2-178）

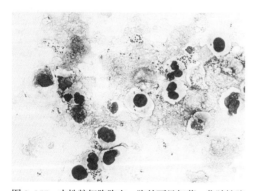

图 2-155　中性粒细胞胞内、胞外可见细菌，化脓性脑膜炎

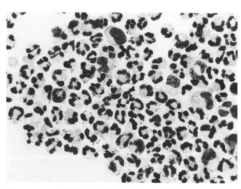

图 2-156　中性粒细胞吞噬细菌，化脓性脑膜炎

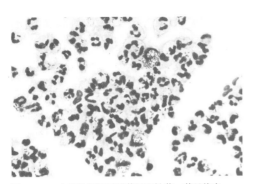

图 2-157　中性粒细胞吞噬革兰阴性菌，革兰染色

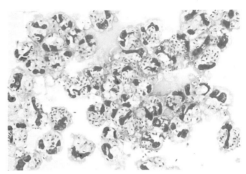

图 2-158　中性粒细胞吞噬大量革兰阴性菌，革兰染色

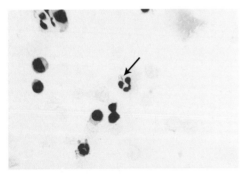

图 2-159　中性粒细胞吞噬抗酸杆菌（箭头所指），抗酸染色阳性，×1000

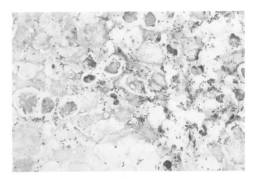

图 2-160　细菌，亚甲蓝染色

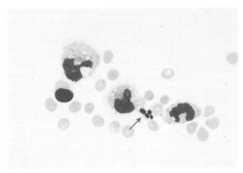

图 2-161　胞外真菌（箭头所指），椭圆形，染深紫色，颅内真菌感染

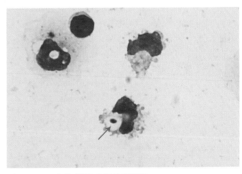

图 2-162　胞内真菌（箭头所指）

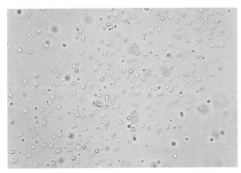

图 2-163　新型隐球菌，圆形，可见无色透明荚膜，形似红细胞，未染色，×400

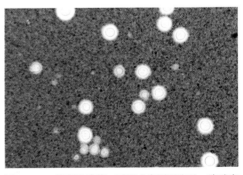

图 2-164　新型隐球菌，圆形或卵圆形孢子，胞壁完整，宽厚荚膜，可见芽生孢子（箭头所指），芽颈细，内含脂质颗粒，墨汁染色，×1000

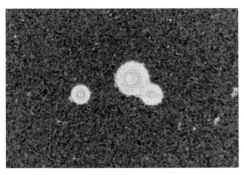

图 2-165 新型隐球菌，可见芽生孢子，孢子内可见多
个小球形脂质成分，墨汁染色，×1000

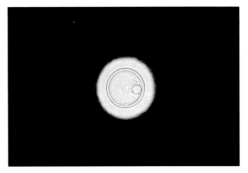

图 2-166 新型隐球菌，菌体大，内含大小不等脂质颗
粒，墨汁染色，×1000

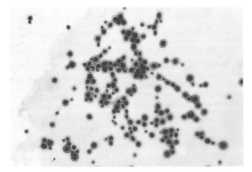

图 2-167 新型隐球菌，菌体大小不等，呈深蓝色，荚
膜不易着色，瑞 - 吉染色，×1000

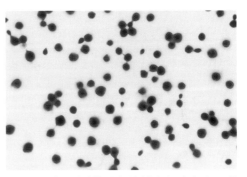

图 2-168 新型隐球菌，圆形或椭圆形，大小不一，革
兰染色，×1000

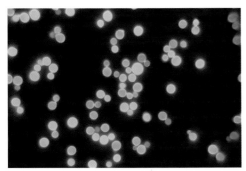

图 2-169 新型隐球菌，体积大小不等，折光性强，荧
光染色，×400

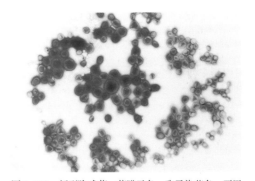

图 2-170 新型隐球菌，荚膜无色，孢子染蓝色，亚甲
蓝染色，×1000

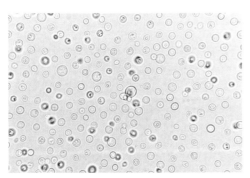

图 2-171 新型隐球菌，荚膜无色，孢子淡蓝色，淡亚
甲蓝（1∶5稀释）染色，×1000

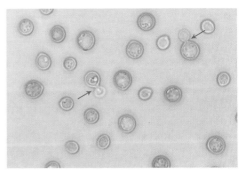

图 2-172 新型隐球菌，荚膜无色，内含大小不等脂质
颗粒，可见芽生孢子（箭头所指），甲基绿染色，×1000

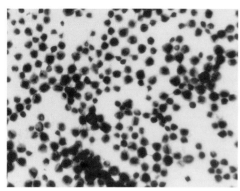

图 2-173　新型隐球菌，荚膜无色，孢子呈玫红色，复红染色，×1000

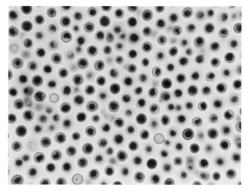

图 2-174　新型隐球菌，荚膜浅蓝色，孢子染玫红色，复红＋亚甲蓝复合染色，×1000

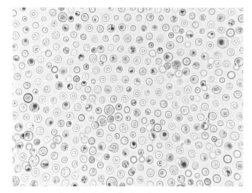

图 2-175　新型隐球菌，荚膜无色，孢子染橘红色，内含脂质颗粒呈红色，中性红＋亚甲蓝复合染色，×1000

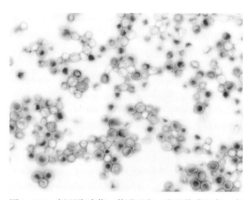

图 2-176　新型隐球菌，荚膜无色，孢子染紫红色，内含脂质颗粒和脂质成分呈红色，中性红＋甲基绿复合染色，×1000

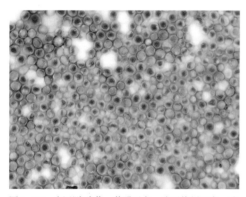

图 2-177　新型隐球菌，荚膜无色，孢子染橘红色，中性红染色，×1000

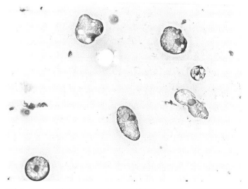

图 2-178　耐格里属阿米巴滋养体，圆形、椭圆形或不规则形，胞核染紫红色，阿米巴脑病

二、浆质体

　　浆质体又称浆溢出体或胞质球，呈圆球形或类圆形，胞质内无颗粒或少量颗粒，无胞核，多为细胞新陈代谢、细胞退化或胞核逸出形成，一般无临床意义。（图 2-179～图 2-182）

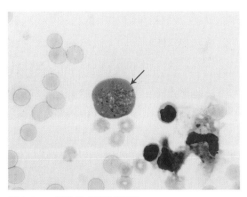

图 2-179 浆质体（箭头所指）

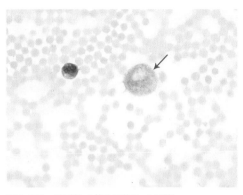

图 2-180 浆质体（箭头所指），灰蓝色

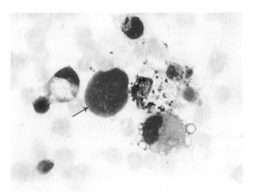

图 2-181 浆质体（箭头所指），下丘脑出血

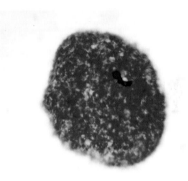

图 2-182 浆质体，脑出血恢复期

三、污染物

在标本采集、制片及染色过程中，可能被污染，由于污染物形态多种多样，可能会干扰检验人员对细胞形态鉴别，所以了解常见的污染物有利于检验人员对形态的鉴别。（图 2-183、图 2-184）

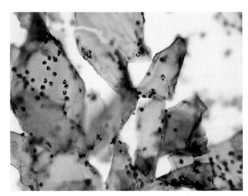

图 2-183 污染物，×100

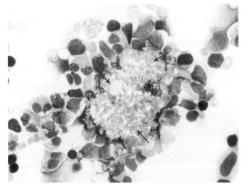

图 2-184 污染物，×100

第三节　肿瘤细胞

脑脊液中可以查到多种肿瘤细胞或异型细胞，染色法是鉴别肿瘤细胞的重要方法，常见的恶性细胞有原发性肿瘤细胞、转移性肿瘤细胞、白血病细胞及淋巴瘤细胞。（图 2-185～图 2-214）

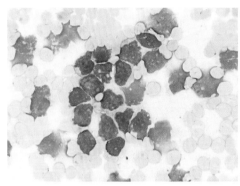

图 2-185　淋巴瘤细胞，胞体中等大小，胞质少，灰蓝色，胞核不规则形，染色质粗，核仁模糊不清，NK 淋巴瘤脑膜转移

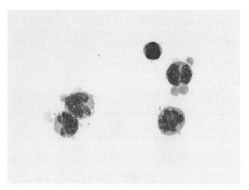

图 2-186　淋巴瘤细胞，胞体中等大小，类圆形，可见瘤状突起，胞质少，灰蓝色，胞核畸形，可见切迹，染色质粗，核仁有或无，淋巴瘤脑膜转移

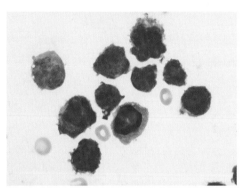

图 2-187　淋巴瘤细胞，胞体不规则，可见瘤状突起，胞质量少，强嗜碱性，胞核畸形，染色质细致，核仁隐约可见，淋巴瘤脑膜转移

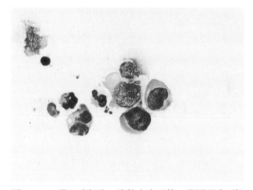

图 2-188　淋巴瘤细胞，胞体大小不等，类圆形或不规则形，胞质少，胞核不规则形，染色质颗粒状，核仁大清晰可见，淋巴瘤脑膜转移

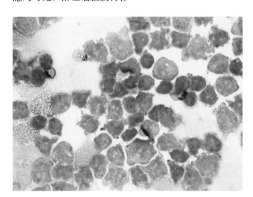

图 2-189　淋巴瘤细胞，胞体较小，不规则形，胞质少，有瘤状突起，胞核畸形，核质比高，染色质疏松，可见多个明显核仁，淋巴瘤脑膜转移（曹喻 供图）

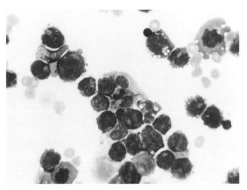

图 2-190　淋巴瘤细胞，胞体不规则形，胞质强嗜碱性，胞核畸形，淋巴瘤脑膜转移

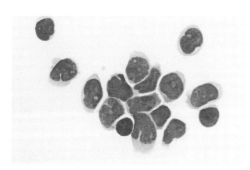

图 2-191 白血病细胞，胞体多不规则，胞质量极少，核质比明显增高，核染色质细致，核仁清晰可见，急性淋巴细胞白血病脑膜转移

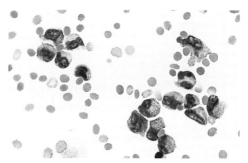

图 2-192 白血病细胞，胞体大，部分细胞胞体不规则，胞质丰富，可见大量嗜天青颗粒，胞核大，不规则形，核仁明显，急性早幼粒细胞白血病脑膜转移

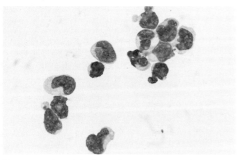

图 2-193 白血病细胞，胞体大，胞质少，胞核不规则形，核仁明显，急性单核细胞白血病脑膜转移

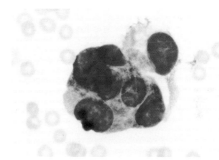

图 2-194 肿瘤细胞，成团分布，胞质边界不清，胞核大，肺癌脑转移

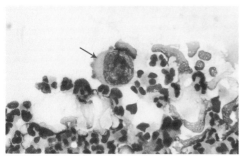

图 2-195 肿瘤细胞（箭头所指），胞体大，边缘有瘤状突起，胞质灰蓝色，胞核大，染色质颗粒状，核仁隐约可见，神经母细胞瘤

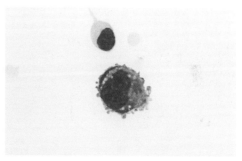

图 2-196 肿瘤细胞，胞体大，边缘有瘤状突起，胞质嗜碱性强，着色不均，胞核大，染色质粗，核仁可见，听神经瘤术后

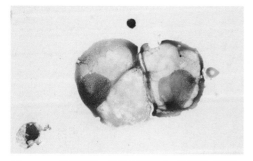

图 2-197 肿瘤细胞，胞体不规则形，胞质呈云雾状，可见分泌泡，染色质细致，核仁大而明显，卵巢癌脑膜转移

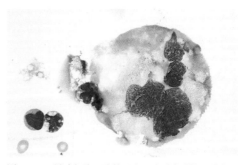

图 2-198 肿瘤细胞，胞体巨大，胞质嗜碱性，着色不均匀，胞核大、畸形，卵巢癌脑膜转移

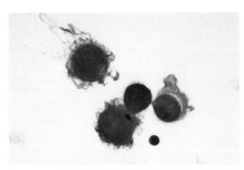

图 2-199　肿瘤细胞，胞体偏大，胞质量少，边缘较多伪足状突起，核质比高，核仁明显，胃癌脑膜转移

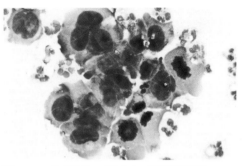

图 2-200　肿瘤细胞，成堆分布，胃癌脑膜转移

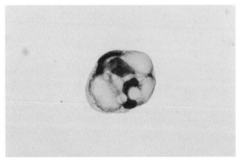

图 2-201　肿瘤细胞，胞体偏大，胞质丰富，胞核不规则，染色质细致，来源于乳腺癌脑膜转移病例

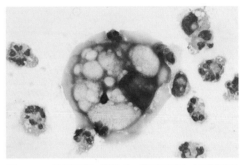

图 2-202　肿瘤细胞，胞体大，胞质可见大小不等的分泌泡，云雾状，胞核不规则，着色不均，核仁大，肺癌脑膜转移

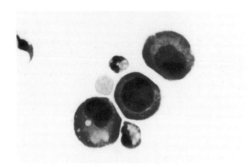

图 2-203　肿瘤细胞，肺癌脑膜转移

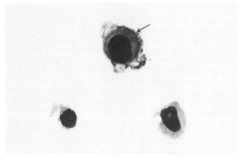

图 2-204　肿瘤细胞（箭头所指），胞体中等，边缘可见伪足状突起，胞质中等，嗜碱性强，胞核椭圆形，核仁模糊，小细胞肺癌脑膜转移

图 2-205　肿瘤细胞，胞体中等，胞质极少，核质比高，染色质细致，核仁模糊，肝癌脑膜转移

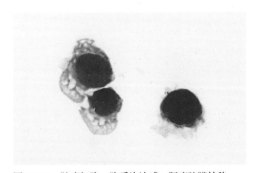

图 2-206　肿瘤细胞，胞质泡沫感，肝癌脑膜转移

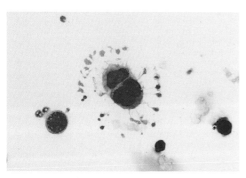

图 2-207　肿瘤细胞，胞体偏大，胞质可见伪足样突起，胞质少，胞核畸形，可见核仁，胰腺癌脑膜转移

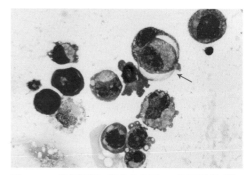

图 2-208　肿瘤细胞，胞体大小不一，胞质强嗜碱性，胞核不规则，染色质致密，可见嵌合现象（箭头所指），胰腺癌细胞脑膜转移

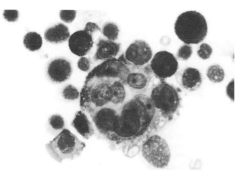

图 2-209　肿瘤细胞，胞体大，胞质丰富，灰蓝色，胞核多个，染色质粗糙，核仁清晰可见，宫颈癌脑膜转移

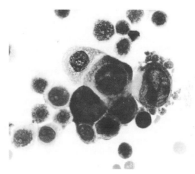

图 2-210　肿瘤细胞，细胞成堆分布，核质比高，核仁明显，宫颈癌脑膜转移

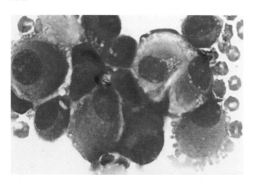

图 2-211　恶性脑膜瘤细胞（陈鲲　供图）

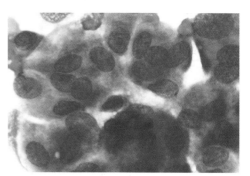

图 2-212　生殖细胞瘤（陈鲲　供图）

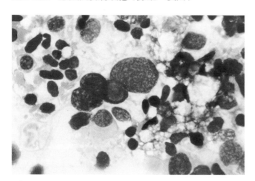

图 2-213　松果体瘤细胞

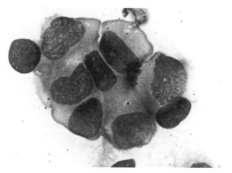

图 2-214　原始神经外胚层肿瘤细胞（陈鲲　供图）

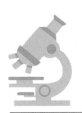

第三章 粪便细胞图谱

粪便（feces）是食物经消化吸收后排出体外的最终产物，受饮食的影响较大，正常粪便主要成分有食物残渣、食物分解产物、肠道菌群、消化液等，并黏附少量的消化道黏液。常见的有形成分包括：脂肪滴、淀粉颗粒、植物细胞、植物纤维、肌纤维、花粉及肠道脱落的上皮细胞等。在病理情况下可见：红细胞、白细胞、巨噬细胞、真菌、寄生虫、结晶等，甚至可检到肿瘤细胞。粪便检查是常规检验项目之一，鉴别粪便中的各类有形成分，对诊断消化系统出血、炎症、寄生虫感染等疾病有重要意义，对肠道肿瘤的筛查有重大价值。

粪便有形成分检验主要方法有人工显微镜检法和仪器分析法，人工显微镜检查常采用生理盐水涂片法，仪器分析法简单易操作，大大提高了工作效率，检验人员不用接触标本，提高了生物安全性，但是也需要人工复核，所以提高检验人员的形态辨别能力在粪便检验中至关重要。本章节图未标注染色方法为瑞-吉染色。

一、细胞类

（一）红细胞

1. 形态特点： 粪便里的红细胞与血液里的形态一样，呈双凹圆盘状，受粪便pH 值和其他因素的影响，可形成皱缩红细胞或其他形态的红细胞。

2. 临床意义： 正常粪便里无红细胞。上消化道出血时，多因胃液的消化，红细胞被破坏；当下消化道炎症或出血时可见数量不等的红细胞，多见于溃疡性结肠炎、痔疮、直肠息肉、结肠癌、直肠癌、痢疾等，可伴随白细胞同时存在。（图3-1、图3-2）

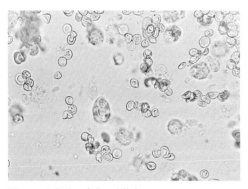

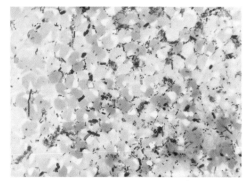

图3-1 红细胞，痢疾，未染色，×400　　　　图3-2 新鲜红细胞，急性胃肠炎，×1000

（二）白细胞

1.形态特点：粪便里的白细胞多为中性粒细胞，与血液里的形态一样，灰白色，略胀大，圆形或类圆形，胞核不清，胞质内充满细小颗粒。大量坏死的白细胞可聚集成大小不等的脓球。

2.临床意义：正常粪便里无或偶见白细胞，白细胞数量与炎症程度及部位有关，少量白细胞多见于肠炎，大量的白细胞或成堆的脓球可见于溃疡性结肠炎和细菌性痢疾，嗜酸性粒细胞增多见于肠易激综合征和肠道寄生虫感染。（图3-3～图3-8）

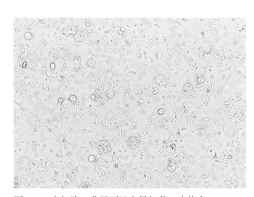

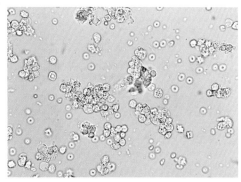

图3-3 白细胞，背景可见大量细菌，未染色，×400　　　图3-4 白细胞，未染色，×400

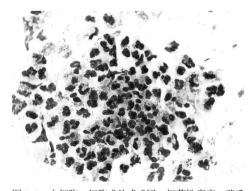

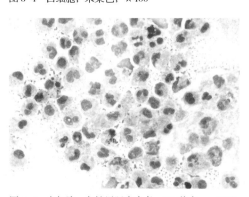

图3-5 白细胞，细胞成片或成团，细菌性痢疾，瑞氏染色，×1000　　　图3-6 白细胞，急性胃肠炎患者，SM染色，×1000

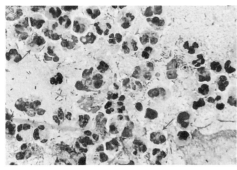

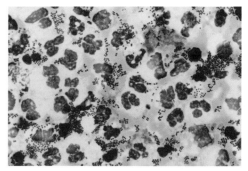

图 3-7 中性粒细胞吞噬细菌（箭头所指），细菌性胃肠炎，×1000

图 3-8 中性粒细胞吞噬细菌（箭头所指），×1000

（三）巨噬细胞

1. 形态特点：粪便里的巨噬细胞有些来源于血液里的单核细胞，还有部分来源于肠道巨噬细胞，具有吞噬作用。该类细胞散在或成堆分布，胞体偏大，多不规则，可见伪足样突起，胞质内可见吞噬的细菌、颗粒、脂肪、细胞及细胞碎片等异物，胞核小，圆形或类圆形，常偏位，染色质呈粗网状，无核仁。受环境等多种因素影响，巨噬细胞可有不同程度的退化变性现象。

2. 临床意义：正常粪便里无巨噬细胞，巨噬细胞常见于急性出血性肠炎、细菌性痢疾，偶见于溃疡性肠炎。（图 3-9～图 3-14）

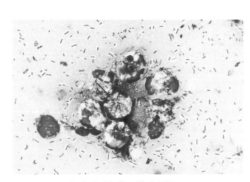

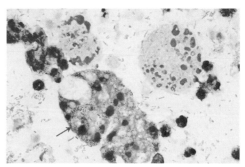

图 3-9 巨噬细胞吞噬细菌（箭头所指），×1000

图 3-10 巨噬细胞吞噬细菌（箭头所指），白血病患者，×1000

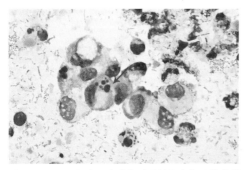

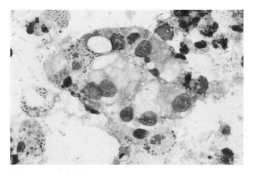

图 3-11 巨噬细胞，胞质内可见凋亡小体（箭头所指），×1000

图 3-12 巨噬细胞，×1000

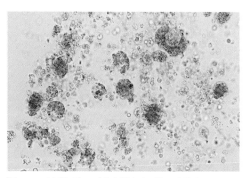
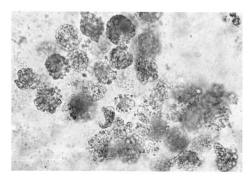

图3-13 巨噬细胞，吞噬大量脂肪颗粒，未染色，×400

图3-14 巨噬细胞，胞质内的脂肪颗粒呈橘红色，苏丹Ⅲ染色，×1000

（四）上皮细胞

1.形态特点：粪便里的上皮细胞多为肠黏膜上皮细胞，来自直肠段的复层鳞状上皮细胞，胞体巨大，椭圆形或不规则形，胞质丰富，可黏附细菌，胞核小，圆形或类圆形，多居中，染色质致密，无核仁。来自小肠和大肠黏膜的为柱状上皮细胞，卵圆形或短柱状，两端钝圆，结构模糊不清。

2.临床意义：正常粪便脱落的上皮细胞少量，上皮细胞伴白细胞增多见于结肠炎症和伪膜性肠炎等疾病。（图3-15～图3-18）

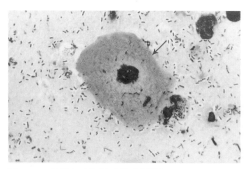
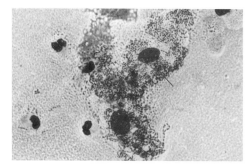

图3-15 鳞状上皮细胞（箭头所指），×1000

图3-16 鳞状上皮细胞黏附大量细菌（箭头所指），×1000

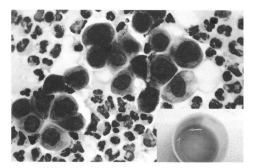
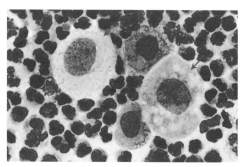

图3-17 上皮细胞，伴中性粒细胞增多，水样便，×1000

图3-18 上皮细胞（箭头所指），胞体大，圆形或类圆形，胞质丰富，染灰蓝色，可见颗粒，胞核大，类圆形，染色质疏松，呈粗颗粒状，核仁有或无，腹泻患者，×1000

（五）肿瘤细胞

部分直肠癌、乙状结肠癌或其他肠道肿瘤细胞可以脱落，随患者的粪便排出，所以对粪便涂片、染色、镜检可发现各种形态的肿瘤细胞，注意要与良性上皮细胞进行鉴别。（图 3-19～图 3-24）

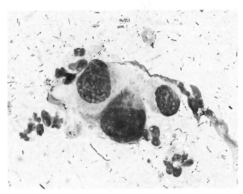

图 3-19　肿瘤细胞，胞体大，类圆形，胞质嗜碱性强，胞核大，染色质粗颗粒状，核仁清晰可见，直肠腺癌，×1000

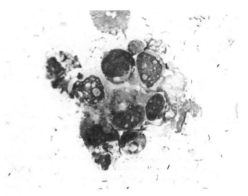

图 3-20　肿瘤细胞，×1000

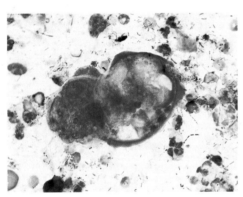

图 3-21　肿瘤细胞，×1000

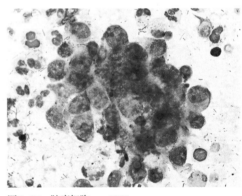

图 3-22　肿瘤细胞，×1000

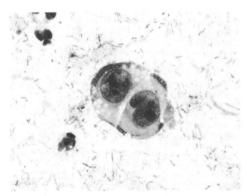

图 3-23　肿瘤细胞，×1000

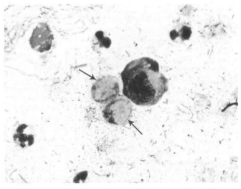

图 3-24　肿瘤细胞，合并人芽囊原虫感染（箭头所指），直肠癌合并寄生虫感染，×1000

二、食物残渣、植物花粉颗粒和结晶

（一）脂肪

1.形态特点：粪便里的脂肪包括中性脂肪、游离脂肪酸和结合脂肪酸。中性脂肪也称之为脂肪滴，呈大小不等的球形，无色或淡黄色，折光性强，苏丹Ⅲ染色呈橘黄色球形；游离脂肪酸为片状或针状结晶，加热后溶化，片状物质被苏丹Ⅲ染成橘红色，针状结晶不着色；结合脂肪酸是脂肪酸与钙、镁等结合形成的不溶性物质，黄色，不规则形、片状形，加热不溶解，不被苏丹Ⅲ染液着色。

2.临床意义：正常粪便中无或少量，数量增多常见于婴幼儿消化不良、乳糜泻、肠炎、肝胆疾病及胰腺病变等。（图3-25～图3-28）

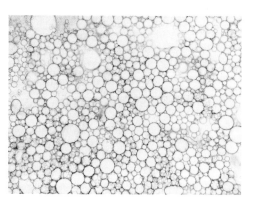

图3-25　脂肪滴，未染色，×400

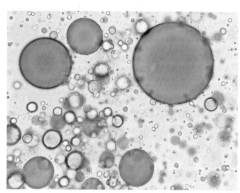

图3-26　脂肪滴，苏丹Ⅲ染色阳性，×1000

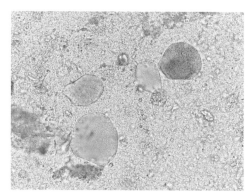

图3-27　脂肪酸，未染色，×400

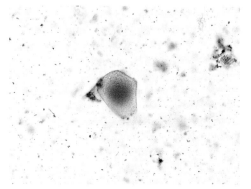

图3-28　游离脂肪酸，苏丹Ⅲ染色橘黄色，×400

（二）淀粉颗粒

1.形态特点：淀粉颗粒为无色的圆形、椭圆形或不规则颗粒状，体积大小不等，具有同心性线纹或不规则放射状纹，有一定折光性，遇碘可变蓝紫色，借此可与滑石粉等颗粒相鉴别。

2.临床意义：正常粪便中无或偶见淀粉颗粒，增多常见于消化不完整、婴幼儿消化不良、胃肠功能紊乱等。（图3-29、图3-30）

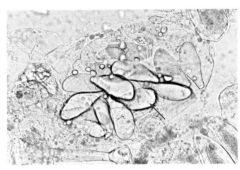

图3-29　淀粉颗粒（箭头所指），未染色，×400

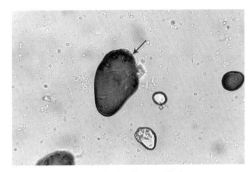

图3-30　淀粉颗粒（箭头所指），碘染色，×400

（三）肌纤维

1. 形态特点：淡黄色或棕黄色，条状或片状，有纤细分布均匀的横纹。

2. 临床意义：当消化功能减退或胃肠功能紊乱时，脂肪水解不全可见肌纤维，多见于腹泻、脂肪泻、肠蠕动亢进及慢性胰腺炎等。（图3-31、图3-32）

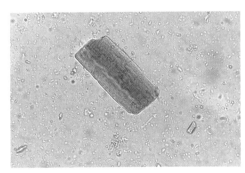

图3-31　肌纤维，未染色，×400

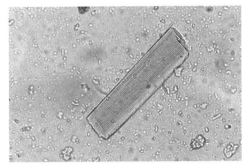

图3-32　肌纤维，未染色，×400

（四）植物纤维、植物细胞

1. 形态特点：由于食物的多样性，所以在粪便中的植物纤维或植物细胞形态多种多样，注意与病理成分相区别。

2. 临床意义：正常粪便见到的植物纤维、植物细胞无临床意义。病理性增多见于腹泻、脂肪泻、肠蠕动亢进等。（图3-33～图3-40）

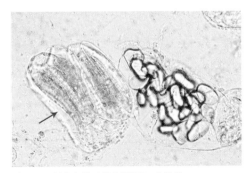

图3-33　植物细胞（箭头所指），未染色，×400

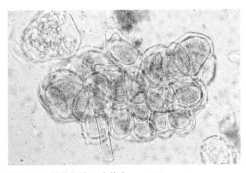

图3-34　植物细胞，未染色，×400

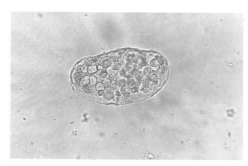

图 3-35　植物细胞，未染色，×400

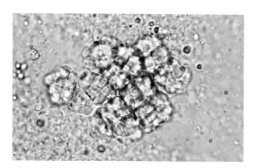

图 3-36　植物细胞，未染色，×1000

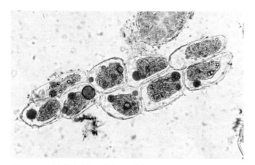

图 3-37　植物细胞，苏丹Ⅲ染色阳性，×400

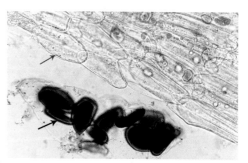

图 3-38　植物细胞（红箭所指），淀粉颗粒碘染色呈棕黑色（黑箭所指），苏丹Ⅲ+碘染色复合染色，×400

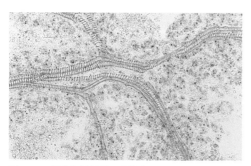

图 3-39　植物螺旋导管，未染色，×400

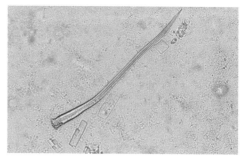

图 3-40　植物根毛，未染色，×200

（五）花粉颗粒和孢子

正常粪便偶见植物花粉颗粒，无临床意义，但部分花粉与某些寄生虫虫卵形态相似，要注意进行鉴别，其中图 3-41～图 3-47 为花粉采集后盐水稀释。（图 3-48～图 3-50）

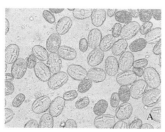
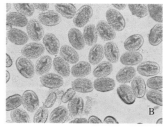
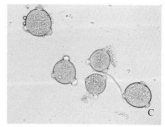

图 3-41　A 蚕豆花粉颗粒，×400；B 豌豆花粉颗粒，×400；C 黄瓜花粉颗粒，×1000

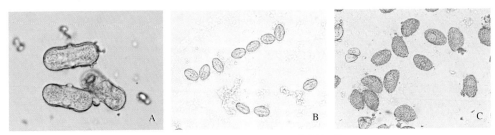

图 3-42　A 萝卜花粉颗粒，×1000；B 芹菜花粉颗粒，×400；C 韭菜花粉颗粒，×400

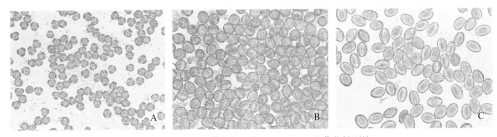

图 3-43　A 黄心菜花粉颗粒，×400；B 杂交油菜花粉颗粒，×400；C 苔菜花粉颗粒，×400

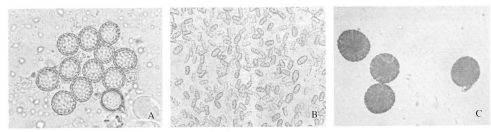

图 3-44　A 菠菜花粉颗粒，×1000；B 芫荽花粉颗粒，×400；C 荆芥花粉颗粒，×1000

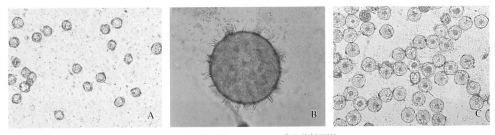

图 3-45　A 辣椒花粉颗粒，×400；B 秋葵花粉颗粒，×400；C 番茄花粉颗粒，×400

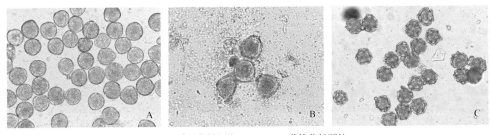

图 3-46　A 茄子花粉颗粒，×400；B 四季豆花粉颗粒，×400；C 莴笋花粉颗粒，×400

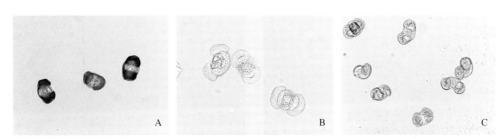

图 3-47　A、B 松花粉，花粉颗粒椭圆形，长 45～55μm，宽 29～40μm，表面光滑，两侧各有一膨大的气囊，气囊有明显的网状纹理，网眼多角形，形如"小熊""苍蝇眼""米奇"等，未染色，×400；C 松花粉，苏丹Ⅲ染色阳性，×400

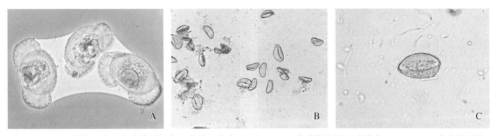

图 3-48　A 松花粉，中心脂肪滴橘红色，苏丹Ⅲ染色，×1000；B 葱花粉颗粒，未染色，×400；C 葱花粉颗粒，未染色，×1000

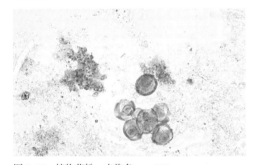

图 3-49　植物花粉，未染色，×400

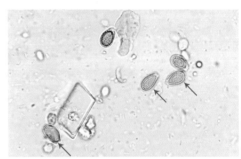

图 3-50　灵芝孢子（箭头所指），卵形，需要与肝吸虫卵鉴别，未染色，×400

（六）结晶类

1. 胆固醇结晶： 为无色透明，缺角长方形、方形，多层薄片状结晶，临床意义有待进一步研究。（图 3-51、图 3-52）

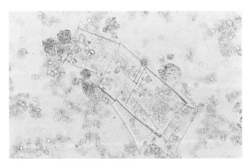

图 3-51　胆固醇结晶，未染色，×400

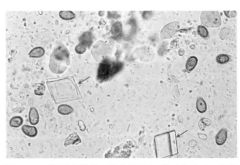

图 3-52　胆固醇结晶（箭头所指），伴灵芝孢子，未染色，×400

2. 胆红素结晶或橙色血质结晶：胆红素结晶为金黄色或橙黄色，形态有斜方体、针束状、柴捆状或颗粒状，一般无临床意义。橙色血质结晶多为斜方体或颗粒状，提示消化道出血。（图 3-53～图 3-56）

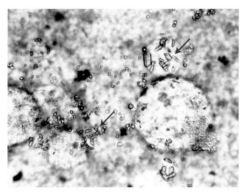

图 3-53　胆红素结晶（箭头所指），×1000

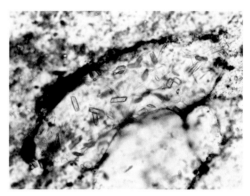

图 3-54　胆红素结晶，×1000

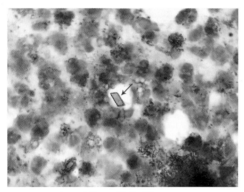

图 3-55　橙色血质结晶（箭头所指），×1000

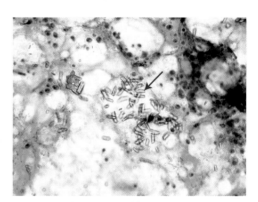

图 3-56　橙色血质结晶（箭头所指），亚甲蓝染色，×1000

3. 夏科-莱登结晶：为菱形无色透明结晶，其两端尖长，大小不等，折光性强，是嗜酸性粒细胞破裂后嗜酸性颗粒相互融合而成。见于阿米巴痢疾、钩虫病、过敏性肠炎粪便中，并常与嗜酸性粒细胞同时存在。（图 3-57、图 3-58）

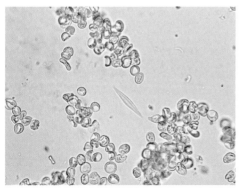

图 3-57　夏科-莱登结晶，未染色，×400

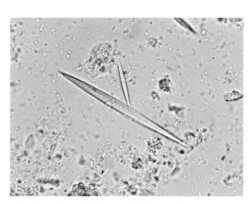

图 3-58　夏科-莱登结晶，未染色，×1000

4. 植物针晶体：长短不等，两端尖细，中间稍宽，呈细针样，比夏科-莱登结晶更加细长。提示有进食菠萝、菠菜、猕猴桃、灯笼海棠等食物。（图3-59、图3-60）

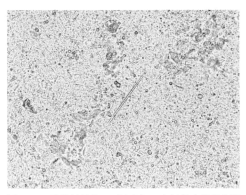

图3-59　植物针晶体，两端尖细，中间稍宽的绣花针样，进食菠萝，未染色，×400

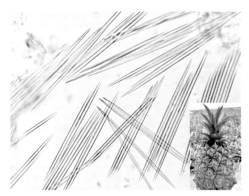

图3-60　植物针晶体，未染色，×1000

三、细菌、真菌

在人类肠道中存在着大量的细菌，占粪便固体总量的20%～30%，多属正常菌群，粪便中球菌（G⁺）和杆菌（G⁻）的比例约为1∶10，肠道正常菌群在数量及种类处于动态平衡，对机体的营养、消化、吸收、防御疾病，保持人体与外界环境的平衡起着重要的作用，因长期使用广谱抗生素、免疫抑制药、激素、抗肿瘤药物以及各种慢性消耗性疾病可以导致肠道菌群失调，破坏了正常菌群内各种微生物之间相互制约的关系，使菌群的量和种类的比例发生变化时，肠道微生态环境被破坏，即出现暂时或持久的菌群失调，肠道功能发生紊乱，甚至出现腹泻等临床症状。（图3-61～图3-64）

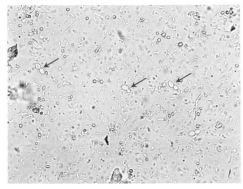

图3-61　真菌（箭头所指），未染色，×400

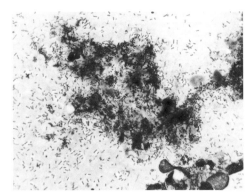

图3-62　细菌，×1000

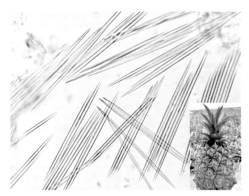

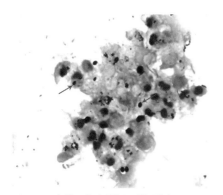

图 3-63 真菌（箭头所指），革兰染色，×1000

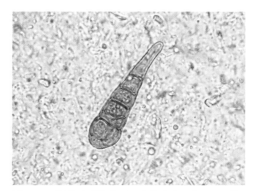

图 3-64 链格孢霉的孢子，胞体分格，多见于污染，未染色，×400

四、寄生虫和虫卵

粪便寄生虫检查是诊断肠道寄生虫感染最直观、最简便、最可靠的方法，粪便中可直接肉眼观察到寄生虫虫体，显微镜镜检可检出寄生虫虫卵。对于临床高度怀疑寄生虫感染的患者，可多次送检粪便检查，通过各种方法检测成虫或虫卵进行确诊。

（一）钩虫和钩虫卵（图 3-65～图 3-72）

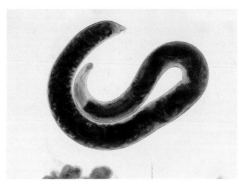

图 3-65 雌性钩虫（美州板口线虫成虫），虫体呈红色，头端向背部弯曲，尾端弯向腹部弯曲，虫体呈"S"形，口囊腹侧前缘有一对板齿，无尾刺，体内吸食大量新鲜血液，未染色，×40

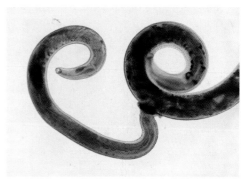

图 3-66 钩虫（美州板口线虫雌雄交配），头部类圆形口囊，尾端交合刺插入雌虫阴门，未染色，×40

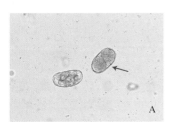

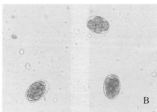

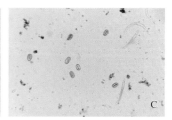

图 3-67 A 钩虫卵，透明卵壳，椭圆形，无色透明，卵壳极薄，卵内含 2 个卵细胞（箭头所指），卵壳与卵细胞间有明显空隙，结构清晰，未染色 ×400；B 钩虫卵，卵内含 4 个卵细胞，未染色 ×400；C 感染期钩虫卵和钩虫杆状幼虫，未染色 ×100

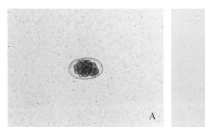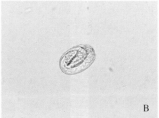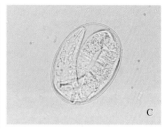

图 3-68　A 死钩虫卵，卵细胞固缩成团，不发育或发育异常，卵细胞容易着色，染棕黄色，碘染色，×400；B 含蚴虫钩虫卵，未染色，×400；C 含蚴虫钩虫卵，未染色，×1000

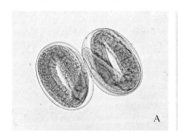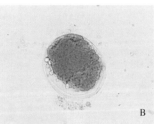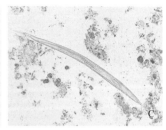

图 3-69　A 含蚴虫钩虫卵，椭圆形，卵壳极薄，不着色，卵内各含一条钩蚴，呈金黄色，卵壳与钩蚴间有明显空隙，碘染色，×1000；B 发育异常钩虫卵，卵壳厚薄不均，卵细胞染棕黄色，可见球形卵细胞，碘染色，×1000；C 钩虫杆状蚴，未染色，×200

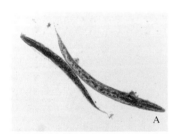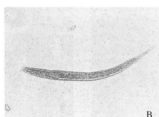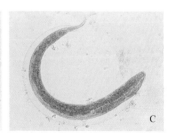

图 3-70　A、B 钩虫杆状蚴，碘染色呈金黄色，×400；C 钩虫杆状蚴，呈金黄色，前端钝圆，后端尖细，口腔细长，被覆透明、不着色的鞘膜，生殖原基小，碘染色，×1000

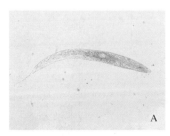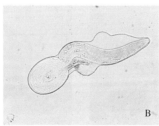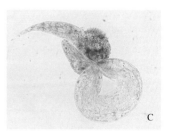

图 3-71　A 钩虫杆状蚴，亚甲蓝染色，×400；B 钩虫杆状蚴，自卵内刚孵出的杆状蚴，头部和尾部伸出卵壳，染浅蓝色，前钝后尖，口腔细长，被覆明显鞘膜，鞘膜和卵壳不着色，亚甲蓝染色，×1000；C 钩虫杆状蚴，从卵内孵出的杆状蚴，头部和尾部伸出卵壳，部分虫体还留在壳内，伸出卵壳外的虫体染浅蓝色，因受挤压，虫体破裂，内脏外漏，亚甲蓝染色，×1000

体液细胞学图谱

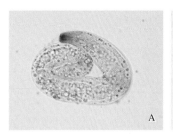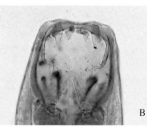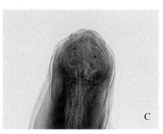

图 3-72 A 钩虫杆状蚴，从卵内孵出的第 1 期杆状蚴，亚甲蓝染色虫体呈天蓝色，前端钝圆，后端尖细，口腔细长，身体布满大小不一的卵颗粒，被覆透明、不着色的鞘膜，因身体蜷缩，生殖原基结构不清晰，×1000；B 十二指肠钩口线虫口囊，口囊呈扁圆形，其腹侧有钩齿 2 对，内侧 1 对较短，彼此分开，外侧 1 对较长，口囊底部腹面中线两侧有扁平齿 1 对，中间有缝隙，洋红染色，×400；C 美洲板口线虫口囊，口囊呈椭圆形，可见 1 对半月形切板位于腹侧前缘，背侧 1 对较小的圆弧形切板模糊不清，洋红染色，×400

（二）粪类圆线虫（图 3-73～图 3-76）

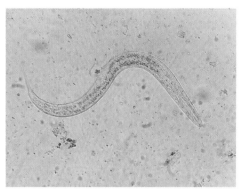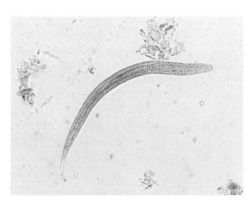

图 3-73　粪类圆线虫杆状蚴，口腔较短，4μm，长度小于体宽，口腔壁薄，可见双球型咽管，生殖原基大而明显，尾端钝尖，未染色，×400

图 3-74　粪类圆线虫杆状蚴，碘染色，×400

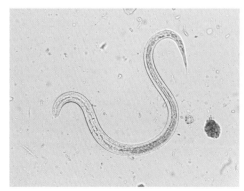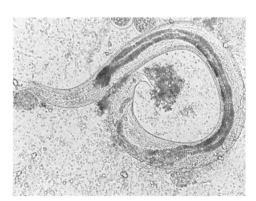

图 3-75　粪类圆线虫丝状蚴，细长，体长 0.60～0.77mm，咽管柱状，尾端尖，有两个细小分支，当外界环境不利于虫体发育时，从卵内孵出的杆状蚴蜕皮两次，发育为丝状蚴，此期幼虫对宿主有感染性，可经皮肤或黏膜侵入人体，未染色，×400

图 3-76　粪类圆线虫雄虫，体长为 0.7mm×(0.04～0.05) mm，尾端向腹面卷曲，有两根交合刺与一根引带，未染色，×400

（三）肝毛细线虫卵（图 3-77、图 3-78）

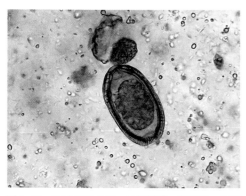 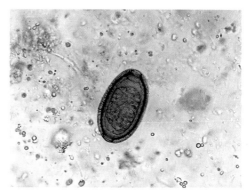

图 3-77 肝毛细线虫卵，呈椭圆形，卵壳厚，分两层，两层间有放射状纹，外层有明显的凹窝，两端各有透明塞状物，不凸出于膜外，注意与鞭虫卵相区别，未染色，×400

图 3-78 肝毛细线虫卵，未染色，×400

（四）鞭虫及鞭虫卵（图 3-79～图 3-88）

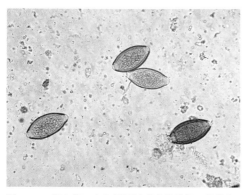 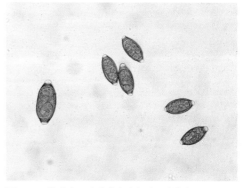

图 3-79 鞭虫卵，虫卵呈腰鼓形或橄榄状，黄褐色，大小为（50～54）μm×（22～23）μm，偶然可见（70～80）μm 的大型虫卵，卵壳较厚，两端各有一个透明塞状突起；刚排出的虫卵内含未分裂的卵细胞，未染色，×400

图 3-80 鞭虫卵，内含多个卵细胞，未染色，×400

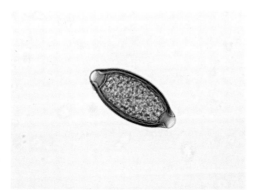 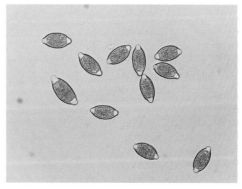

图 3-81 鞭虫卵，未染色，×1000

图 3-82 鞭虫卵，未经胆汁染色，无色透明，×400

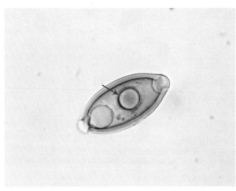

图 3-83 鞭虫卵，苏丹Ⅲ染液渗透卵内，呈橘红色球形（箭头所指），×1000

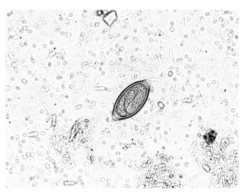

图 3-84 感染性鞭虫卵，未染色，×400

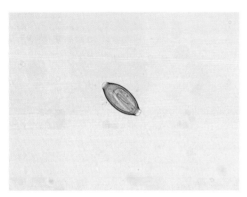

图 3-85 感染性鞭虫卵，未染色，×400

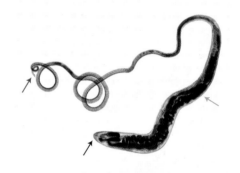

图 3-86 雌性鞭虫成虫，口囊（红箭所指），子宫（蓝箭所指），尾部粗大，钝圆不卷曲（箭头所指）

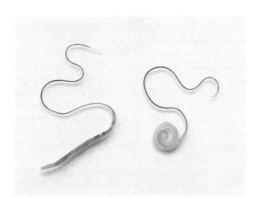

图 3-87 鞭虫雄虫（右），虫体形似马鞭，细长如线的前端，约占体长 3/5，虫体后端明显粗大呈管状，尾端向腹面呈环状卷曲，有交合刺 1 根。鞭虫雌虫（左），虫体后部粗大，约占体长 2/5，前部细长，约占体长 3/5，虫体后段隐约可见肠管及生殖器官等结构，尾端钝圆不卷曲。

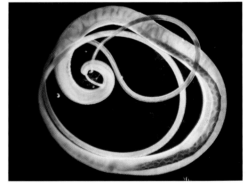

图 3-88 鞭虫雄虫，暗视野

（五）蛔虫和蛔虫卵（图 3-89～图 3-99）

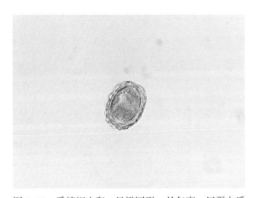

图 3-89　受精蛔虫卵，呈椭圆形，外包裹一层蛋白质膜，卵壳厚，卵内含 1 个卵细胞，卵细胞两端与卵壳间可见新月形空隙，未染色，×400

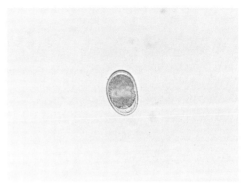

图 3-90　脱蛋白质膜受精蛔虫卵，无凹凸不平的蛋白质膜，未染色，×400

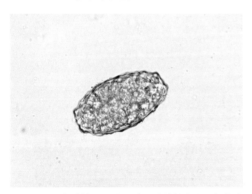

图 3-91　未受精蛔虫卵，多呈长椭圆形，大小为（88～94）μm×（39～44）μm，卵壳及蛋白质膜较厚，卵内充满大小不等的折光颗粒，未染色，×400

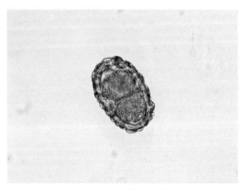

图 3-92　蛔虫卵，卵细胞逐渐一分为二，卵细胞分裂面与卵壳间可见空隙，未染色，×1000

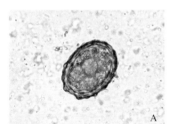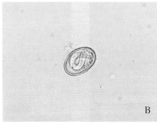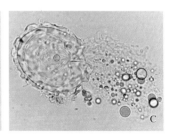

图 3-93　A 受精蛔虫卵，未染色，×1000；B 脱蛋白质膜感染性蛔虫卵，无凹凸不平的蛋白质膜，未染色，×400；C 蛔虫卵，因盖玻片压伤，腹部释放脂质物质，苏丹Ⅲ染色阳性，×1000

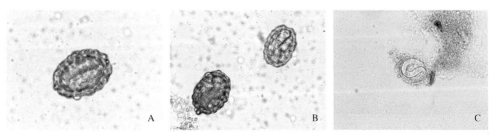

图 3-94　A、B 蛔虫卵，未染色，×400；C 感染性蛔虫卵，内含一蚴虫，未染色，×400

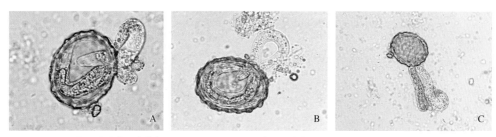

图 3-95　A、B 蛔幼虫出壳，未染色，×1000；C 蛔幼虫出壳，未染色，×400

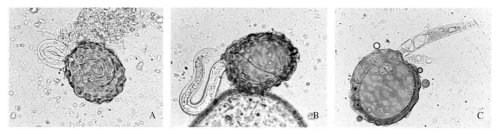

图 3-96　A、B 蛔幼虫出壳，甲基绿染色，×1000；C 蛔幼虫出壳，亚甲蓝染色，×1000

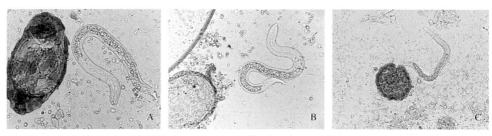

图 3-97　A、B 蛔幼虫出壳，甲基绿染色，×1000；C 蛔幼虫完全出壳，未染色，×400

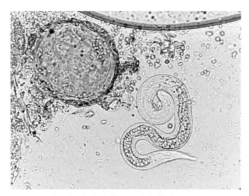

图 3-98　蛔幼虫完全出壳，甲基绿染色，×1000

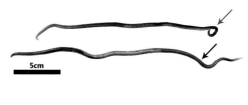

图 3-99　蛔虫成虫，雄虫（红箭所指），尾部向腹面卷曲；雌虫（黑箭所指），两端尖，尾端直

（六）蛲虫和蛲虫卵（图 3-100～图 3-105）

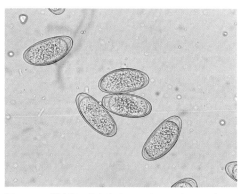

图 3-100　蛲虫卵，大小为（50～60）μm×（20～30）μm，卵壳无色透明，呈不对称半椭圆形，一侧扁平，一侧稍凸，虫卵自虫体排出时，卵壳内细胞多已发育至蝌蚪期胚，未染色，×400

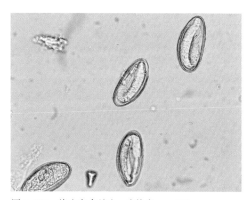

图 3-101　蛲虫卵含幼虫，未染色，×400

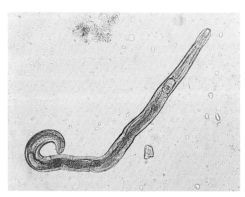

图 3-102　蛲虫雄虫，成虫细小，乳白色，呈线头样，有头翼和咽管球，雄虫较小，大小为（2～5）mm×（0.1～0.2）mm，尾端向腹面卷曲，雄虫在交配后即死亡，一般不易见到，未染色，×100

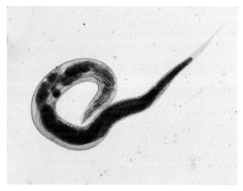

图 3-103　蛲虫雌虫，大小为（8～13）mm×（0.3～0.5）mm，虫体细小如针样，乳白色，中部膨大，两端较细，尾部直而尖细，头端有头翼，食管下部有膨大的食管球，生殖系统为双管型，子宫内含大量蛲虫卵，未染色，×40

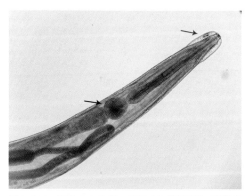

图 3-104　蛲虫成虫头部，头翼（红箭所指），咽管球（黑箭所指），未染色，×100

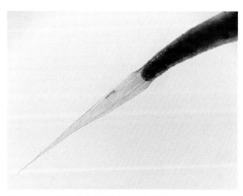

图 3-105　雌性蛲虫尾部尖细，未染色，×100

（七）绦虫和绦虫卵（图 3-106～图 3-113）

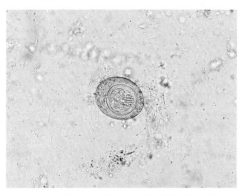

图 3-106　短膜壳绦虫卵，又称微小膜壳绦虫卵，圆形或椭圆形，大小为（48～60）μm×（36～48）μm，无色透明，外有很薄的卵壳，内有一层胚膜，胚膜的两端稍隆起，由此各发出 4～8 根丝状物，胚膜内含有一个六钩蚴，未染色，×400

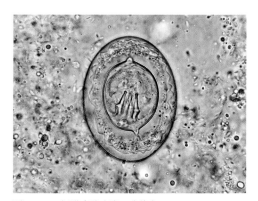

图 3-107　短膜壳绦虫卵，未染色，×1000

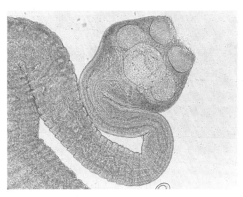

图 3-108　短膜壳绦虫，未染色，×400

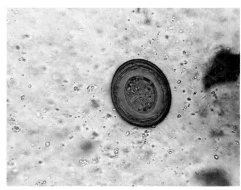

图 3-109　长膜壳绦虫卵，又称缩小膜壳绦虫卵，圆形或椭圆形，黄褐色，大小为（60～79）μm×（72～86）μm，卵壳稍厚，有一层胚膜，无极丝，胚膜内有一个六钩蚴，未染色，×400

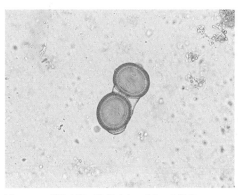

图 3-110　带绦虫卵，卵壳破碎、丢失，未染色，×400

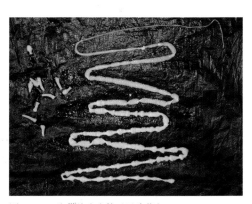

图 3-111　牛带绦虫虫体（无头节）

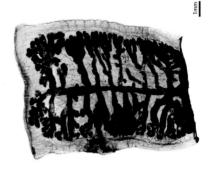

1mm

图 3-112　牛带绦虫孕节，呈长方形，节片长度大于宽度，子宫向两侧分支，每侧分支 15～30 支，排列整齐，末端再分为小支，分支的子宫几乎充满整个节片，每个孕节子宫内约有 10 万个虫卵（卡红染色，压片）

图 3-113　猪带绦虫孕节，节片长度大于宽度，经墨汁注射后，可见分支状的子宫，每侧分支 7～13 支，各分支继续分支呈树枝状，每一孕节子宫内约含 4 万颗虫卵（洋墨汁注射）

（八）吸虫卵（图 3-114～图 3-117）

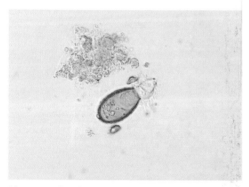

图 3-114　华支睾吸虫卵（肝吸虫卵），卵内毛蚴出壳，未染色，×1000

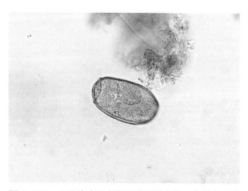

图 3-115　卫氏并殖吸虫卵又称肺吸虫卵，金黄色，椭圆形，大小为（80～118）μm×（48～60）μm，最宽处多近卵盖一端，卵盖大，常略倾斜，卵壳厚薄不均，其末端卵壳往往增厚；卵内含一个卵细胞及多个卵黄细胞，未染色，×400

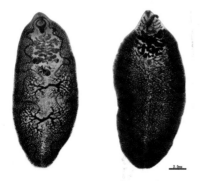

图 3-116　布氏姜片吸虫：似姜片，大小为（20～75）mm×（8～20）mm×（2～3）mm，卡红色（左）；肝片吸虫：虫体较狭长，呈叶片状，大小为（30～40）mm×（10～15）mm，头锥明显，锥底向两侧扩展呈肩状，苏木素染色（右），扫描图像

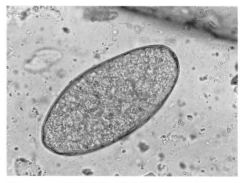

图 3-117　巨片吸虫卵，大小为（144～208）μm×（70～109）μm，淡棕黄色或淡黄褐色，长椭圆形，卵壳薄，分两层，卵盖小，卵内充满许多卵黄细胞，卵细胞位于卵壳一端，未染色，×400

（九）蓝氏贾第鞭毛虫（图 3-118～图 3-121）

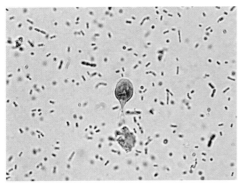

图 3-118　蓝氏贾第鞭毛虫滋养体，外形呈纵切的半个倒置梨形，有 4 对鞭毛，2 对侧鞭毛（前侧鞭毛、后侧鞭毛），1 对腹鞭毛，1 对尾鞭毛，在腹面形成吸盘，虫体前端钝圆，后端尖细，背侧隆起，腹面扁平，2 个吸盘位于前端，2 个泡状细胞核位于吸盘部位，核仁很大，形如"鬼脸"，碘染色，×1000

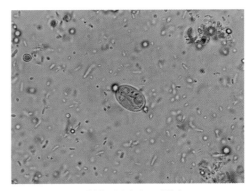

图 3-119　蓝氏贾第鞭毛虫包囊，碘染色，×1000

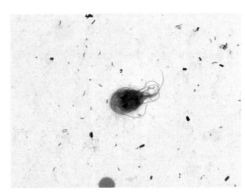

图 3-120　蓝氏贾第鞭毛虫滋养体，×1000

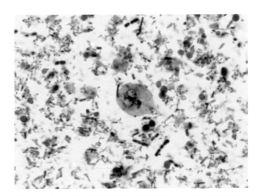

图 3-121　蓝氏贾第鞭毛虫滋养体，铁苏木素染色，×1000

（十）结肠内阿米巴（图 3-122～图 3-125）

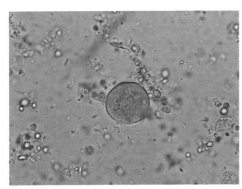

图 3-122　结肠内阿米巴 8 核包囊，呈球形，直径 10～20μm，胞质细腻，核周染色质分布不均匀，核仁粗大，碘染色，×1000

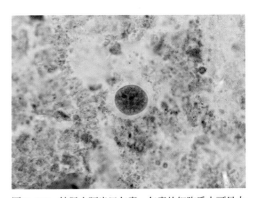

图 3-123　结肠内阿米巴包囊，包囊的细胞质内可见大量颗粒，可观察到 6 个细胞核，可见核膜及核仁，铁苏木素染色，×1000

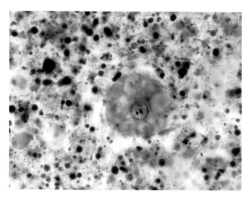

图 3-124 结肠内阿米巴滋养体，核周染色质分布不均匀，核仁粗大疏松，胞质内可见食物泡，铁苏木素染色，×1000

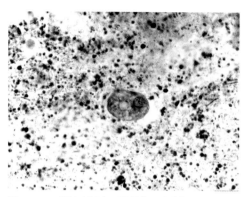

图 3-125 结肠内阿米巴滋养体，滋养体内胞质颗粒粗，其内可见大量空泡和食物泡，可见 1 个较大的泡状细胞核，核膜较厚，核膜内缘染色质粒粗大，排列不规则，核仁较大，偏位，铁苏木素染色，×1000

（十一）溶组织阿米巴（图 3-126、图 3-127）

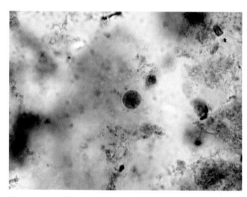

图 3-126 溶组织阿米巴包囊，包囊呈圆形，囊壁较薄，1～4 个胞核，核周染色质粒分布很均匀，核仁尖细居中，未成熟包囊常含有拟染色体和糖原块，铁苏木素染色，×1000

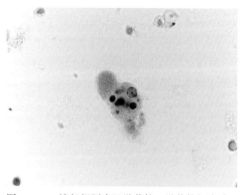

图 3-127 溶组织阿米巴滋养体，滋养体细胞质呈细颗粒状，有一个泡状的细胞核，位于虫体的右上方，可见核膜和核周染色质粒均匀，核仁致密位于中央，细胞质内有数个被吞噬的红细胞，铁苏木素染色，×1000

（十二）脆弱双核阿米巴（图 3-128）

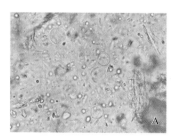

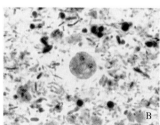

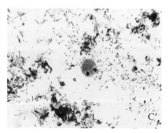

图 3-128 A 脆弱双核阿米巴，圆形，胞质细致，有 1～2 个细胞核，未染色 ×1000；B 脆弱双核阿米巴，胞质可见空泡，核仁明显，铁苏木素染色 ×1000；C 脆弱双核阿米巴，胞质深蓝色，两核呈紫红色，×1000

（十三）哈门氏内阿米巴（图3-129）

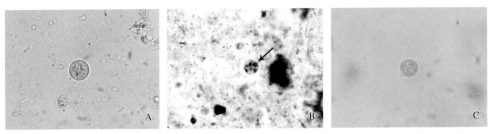

图3-129　A 哈门氏内阿米巴未成熟包囊，直径6~8μm，核1~4个，成熟包囊4个核，可见弥漫性糖原块和拟染色体，碘染色，×1000；B 哈门氏内阿米巴包囊，类圆形，1~4个核，拟染色体4~6个，糖原泡不明显，铁苏木素染色，×1000；C 哈门氏内阿米巴滋养体，直径5~12μm，1个核，核直径2~5μm，核仁尖细居中，核周染色质粒分布不均，碘染色，×1000

（十四）人芽囊原虫（图3-130~图3-133）

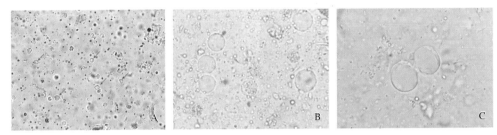

图3-130　A 人芽囊原虫（箭头所指），未染色，×100；B 人芽囊原虫，虫体呈类圆形，体积大小不一，虫体中央形似空泡，细胞核多呈月牙状，分布在虫体周缘，1~4个不等，未染色，×1000；C 完成二分裂的人芽囊原虫，未染色，×1000

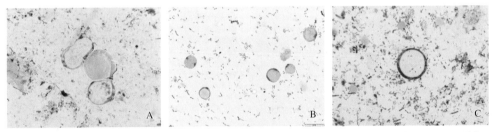

图3-131　A 完成二分裂的人芽囊原虫，×1000；B 人芽囊原虫，×400；C 人芽囊原虫，虫体圆形，中心淡染，胞核紫红色，×1000

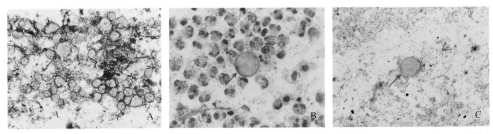

图3-132　A 人芽囊原虫（箭头所指），体积大小不等，革兰染色，×1000；B 人芽囊原虫（箭头所指），虫体圆形，胞核分布在虫体周缘，虫体染蓝色，亚甲蓝染色，×1000；C 人芽囊原虫（箭头所指），胞质淡染，胞核浅红色，HE染色，×1000

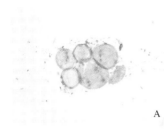
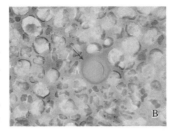
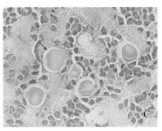

图 3-133 A 人芽囊原虫，胞体边缘蓝色深染，胞质淡蓝色，胞核明显，亚甲蓝染色，×1000；B 人芽囊原虫（箭头所指），胞体边缘玫红色，胞质呈淡玫红色，铁染色，×1000；C 人芽囊原虫（箭头所指），胞体周围无色亮环，胞质呈淡棕黄色，胞核不清，碘染色，×1000

五、耻阴虱

耻阴虱主要寄生于人体阴部毛处，虫体暗灰色至棕色，雌虫体长为 1.5～2.0mm，雄虫稍小；胸腹部相连接不可分，足 3 对，前足及其爪均细小，中、后足强壮，爪也较粗大，腹部前 4 节融合，前 3 对气门斜列，第 5～8 节侧缘具锥状突起 4 对，上有刚毛生长；雌虫腹部较宽，末端呈"W"形，雄虫腹部较窄，末端纯圆。虫卵呈椭圆形，紧附在阴毛的毛干根部。（图 3-134～图 3-139）

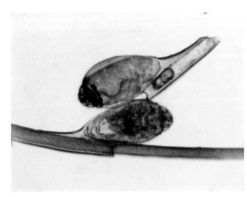

图 3-134　耻阴虱卵，未染色，×100

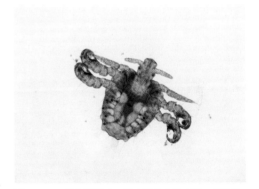

图 3-135　雄性耻阴虱，体内吸食大量血液，未染色，×40

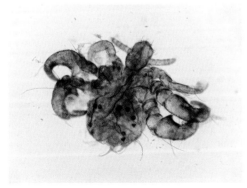

图 3-136　雄性耻阴虱，未染色，×40

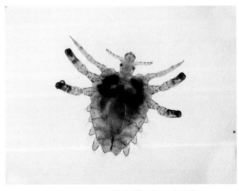

图 3-137　雌性耻阴虱，体内有 3 卵，未染色，×40

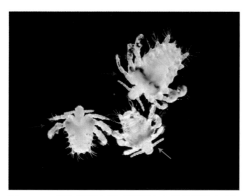
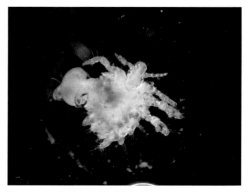

图 3-138　雌性耻阴虱（红箭所指）和雄性耻阴虱（蓝箭所指），暗视野，×40

图 3-139　耻阴虱，暗视野，×40

六、人虱

人虱成虫背腹扁平，体狭长，雌虫体长 2.5～4.2mm，雄虫略小。卵呈椭圆形，灰白色，长 0.8mm。人头虱和人体虱稍有区别，头虱略小，触角短粗，颜色偏深。（图 3-140～图 3-143）

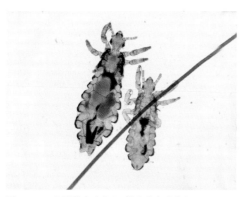
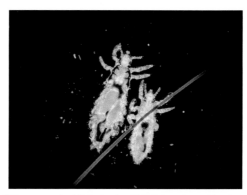

图 3-140　人虱雌虫（左），雄虫成虫（右）

图 3-141　人虱雌虫（左），雄虫成虫（右），暗视野

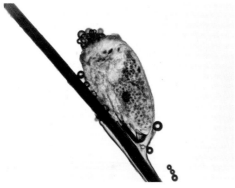
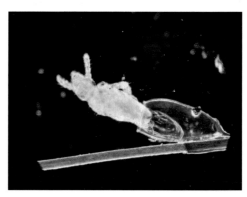

图 3-142　人虱卵

图 3-143　人虱卵孵化出若虫，暗视野

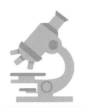

第四章　尿液细胞图谱

尿液有形成分作为体液重要组成部分，在泌尿系统疾病诊断中有着重要的临床意义。尿液有形成分主要包括细胞、管型、结晶、微生物、寄生虫及其他有形成分等，由于受多种因素影响，在不同的患者中，各种有形成分形态可能发生变化，可以通过不同的镜检方法、染色法以及各种实验进行鉴别，准确识别这些有形成分，可以为临床提供一份高质量的检验报告。

一、管型

管型是在一定条件下有机物和无机物在肾小管内凝固聚集形成的圆柱状物体，因组成成分不同，管型可以分为透明管型、颗粒管型、蜡样管型、细胞管型、宽幅管型及其他特殊形态的管型。不同管型临床意义有所不同，所以在观察尿液有形成分时，要对管型进行分类和计数。（图4-1～图4-36）

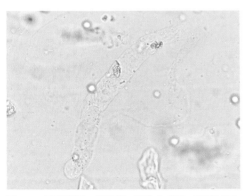

图4-1　透明管型，基质薄，颗粒少或无，两端钝圆，未染色，×400

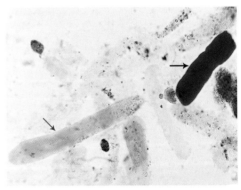

图4-2　透明管型（红箭所指），蜡样管型（黑箭所指），透明管型基质相对蜡样管型较薄，两端钝圆，S染色，×400

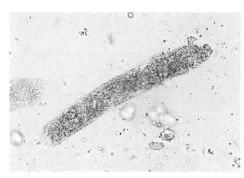

图 4-3　颗粒管型，管型可见粗大颗粒，未染色，×400

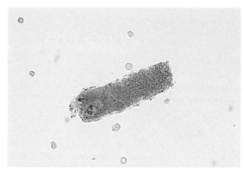

图 4-4　颗粒管型，管型的颗粒呈紫红色，SM 染色，×400

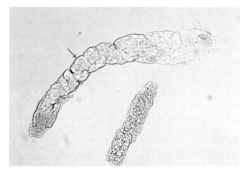

图 4-5　颗粒管型（箭头所指），管型内的颗粒逐渐均质化，向蜡样管型转化，未染色，×400

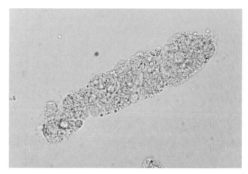

图 4-6　颗粒管型，管型基质及颗粒被黄染，又称黄染管型，常见于胆红素尿，未染色，×400

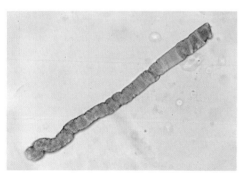

图 4-7　蜡样管型，基质均质化，较厚重，未染色，×400

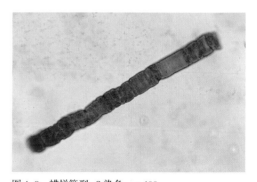

图 4-8　蜡样管型，S 染色，×400

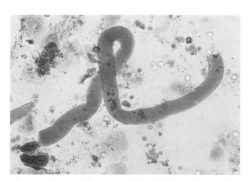

图 4-9　蜡样管型，形态较长，易断裂，基质均匀，SM 染色，×400

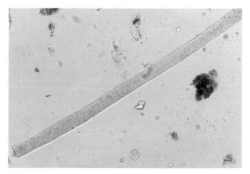

图 4-10　蜡样管型，两边平行，长度较长，未染色，×400

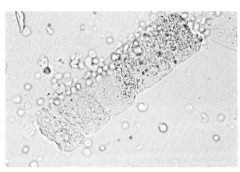

图 4-11 宽幅管型，宽度 >50μm，未染色，×400

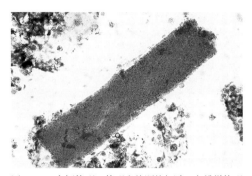

图 4-12 宽幅管型，管型内的颗粒细腻，向蜡样管型转化，S 染色，×400

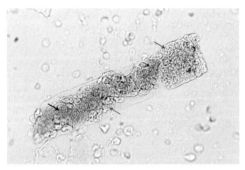

图 4-13 嵌套管型，在一条细的管型外又包裹一层新的管型，形成嵌套结构，内含红细胞（红箭所指），血液（黑箭所指），颗粒（蓝箭所指），亚甲蓝染色，×400

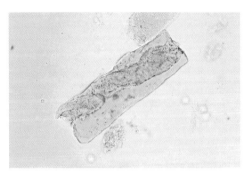

图 4-14 嵌套管型，亚甲蓝染色，×400

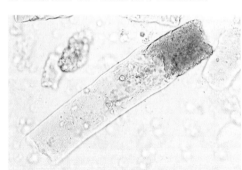

图 4-15 混合管型，管型内同时含有不同种类的有形成分，亚甲蓝染色，×400

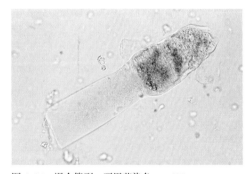

图 4-16 混合管型，亚甲蓝染色，×400

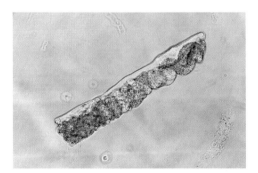

图 4-17 重叠管型，两条管型并排重叠在一起，未染色，×400

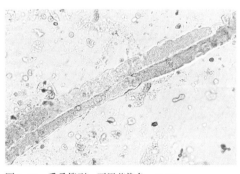

图 4-18 重叠管型，亚甲蓝染色，×400

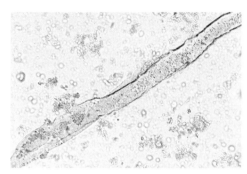

图 4-19 重叠管型，胆红素尿，未染色，×400

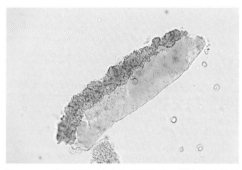

图 4-20 重叠管型，上方为颗粒管型，下方为蜡样管型，亚甲蓝染色，×400

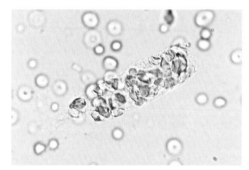

图 4-21 红细胞管型，管型内可见大量红细胞，超过管型体积的 1/3，未染色，×400

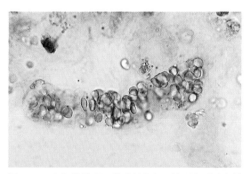

图 4-22 红细胞管型，基质呈蓝色，管型内可见大量完整红细胞，S 染色，×400

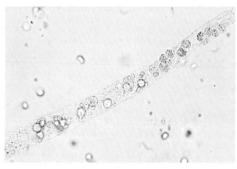

图 4-23 白细胞管型，管型内的白细胞体积较小，排列松散，未染色，×400

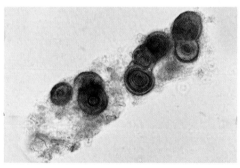

图 4-24 亮氨酸结晶管型，加入 $CuSO_4$ 溶液后，×1000

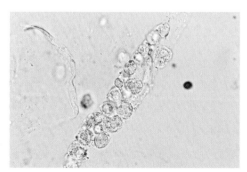

图 4-25 肾小管上皮细胞管型，管型内的肾小管上皮细胞体积偏大，是白细胞的 2～4 倍，未染色，×400

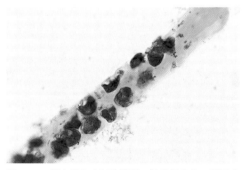

图 4-26 肾小管上皮细胞管型，基质呈蓝色，管型内可见大量完整的肾小管上皮细胞（单个核），S 染色，×1000

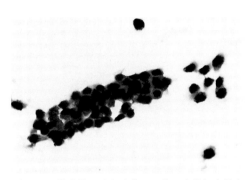

图 4-27 肾小管上皮细胞管型，管型内的细胞单个核，排列紧密，背景可见大量散在的肾小管上皮细胞，瑞氏染色，×400

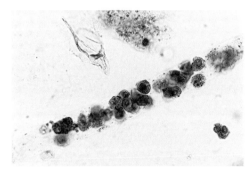

图 4-28 肾小管上皮细胞管型，管型内的肾小管上皮细胞形态完整，单个核，SM 染色，×400

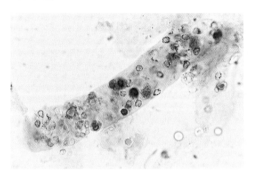

图 4-29 混合细胞管型，管型内可见大量红细胞及少量肾小管上皮细胞，S 染色，×400

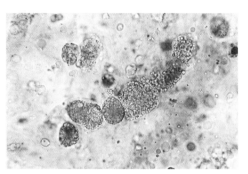

图 4-30 复粒细胞管型，管型内充满体积较大的复粒细胞，S 染色，×400

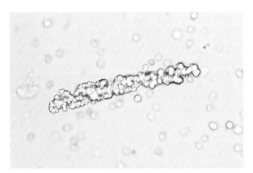

图 4-31 蛋白管型，管型基质呈蛙卵样，排列紧密，相互粘连，未染色，×400

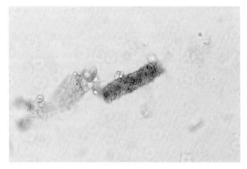

图 4-32 混合管型（血液管型内含草酸钙结晶），未染色，×400

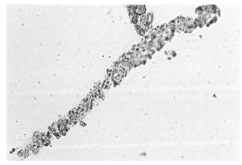

图 4-33 黄染管型，管型内的颗粒被黄染，肝癌晚期患者，胆红素尿，未染色，×400

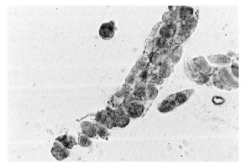

图 4-34 黄染管型，管型内的肾小管上皮细胞黄染，多见于黄疸患者，胆红素尿，未染色，×400

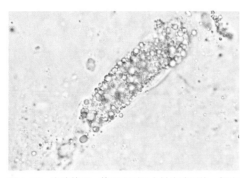

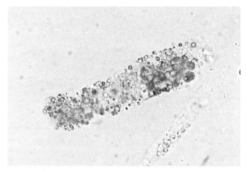

图4-35 脂肪管型，管型内可见大量脂肪颗粒，折光性强，多见于肾病综合征、糖尿病肾病及慢性肾脏疾病，未染色，×400

图4-36 脂肪管型，管型内的脂肪球大小不等，折光性强，苏丹Ⅲ染色呈橘黄或橘红色，×400

二、细胞

尿液细胞种类较多，主要包括红细胞、白细胞、吞噬细胞、尿路上皮细胞、肾小管上皮细胞、肿瘤细胞及其他特殊细胞，受尿液环境、标本留取时间长短及疾病本身因素的影响，尿液细胞形态可能发生改变，可以通过染色法进行鉴别，如瑞-吉染色、SM染色或S染色、巴氏染色及其他特殊染色等。（图4-37～图4-76）

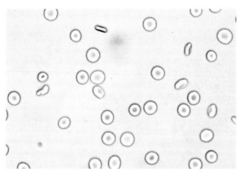

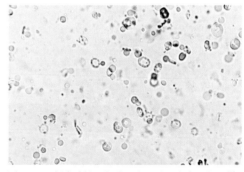

图4-37 非肾小球性红细胞，双凹圆盘状，体积大小均匀，未染色，×1000

图4-38 肾小球性红细胞，常见的形态有面包圈样、出芽状、瘤状、棘形等，用相差显微镜观察，效果更佳，未染色，×1000

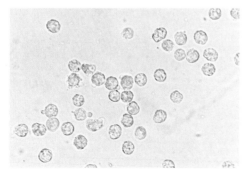

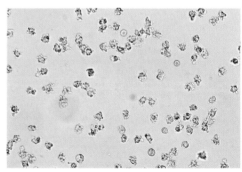

图4-39 白细胞，未染色，×1000

图4-40 变形白细胞，胞体不规则，可见伪足，未染色，×400

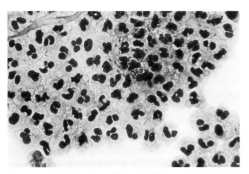

图 4-41 中性粒细胞，数量明显增多，可见细菌及胞内菌，提示细菌性感染，刘氏染色，×1000

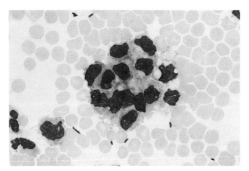

图 4-42 单核细胞，细胞成团，胞核不规则，瑞-吉染色，×1000

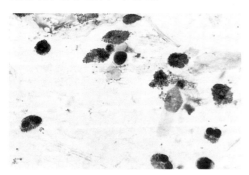

图 4-43 嗜酸性粒细胞，比例及数量增多，常见于间质性肾炎、肿瘤、寄生虫感染等疾病，瑞-吉染色，×1000

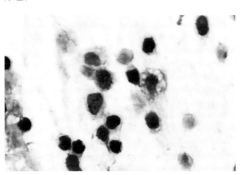

图 4-44 淋巴细胞，胞体小，10～15μm，单个核，胞质量少，瑞-吉染色，×1000

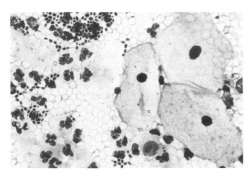

图 4-45 鳞状上皮细胞，背景可见大量中性粒细胞及真菌孢子，泌尿系统炎症，瑞-吉染色，×1000

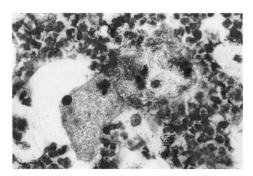

图 4-46 线索细胞，鳞状上皮细胞黏附大量细菌，瑞-吉染色，×1000

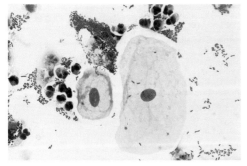

图 4-47 鳞状上皮细胞，背景可见大量杆菌，革兰染色，×1000

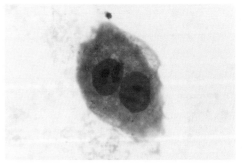

图 4-48 表层移行上皮细胞，胞核有轻度核异质改变，可见小核仁，瑞-吉染色，×1000

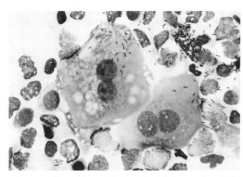

图 4-49　表层移行上皮细胞，胞质丰富，双核，核仁较小，瑞-吉染色，×1000

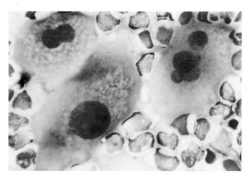

图 4-50　表层移行上皮细胞，胞体大小不等，可见核异质改变，可见小核仁，瑞-吉染色，×1000

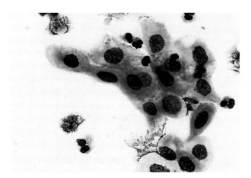

图 4-51　中层移行上皮细胞，胞体不规则，瑞-吉染色，×1000

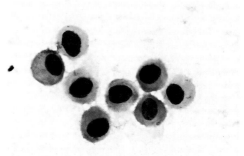

图 4-52　底层移行上皮细胞，细胞规整，胞核大，核质比相对表层细胞偏高，瑞-吉染色，×1000

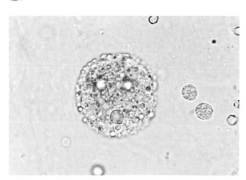

图 4-53　吞噬细胞，胞体大小不一，胞质偏厚，可见吞噬的异物及包涵体，未染色，×1000

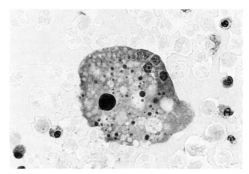

图 4-54　吞噬细胞，胞体巨大，胞质内可见包涵体及吞噬的白细胞，SM 染色，×1000

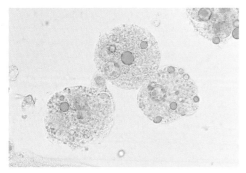

图 4-55　吞噬细胞，胞体较大，胞质可见包涵体，甲基绿染色，×1000

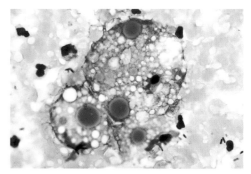

图 4-56　吞噬细胞，胞体巨大，胞质内可见大量脂质空泡及包涵体，瑞-吉染色，×1000

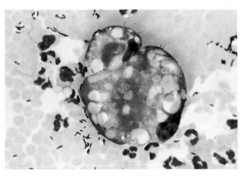

图 4-57　吞噬细胞，胞质内可见大量吞噬的红细胞及红细胞碎片，瑞-吉染色，×1000

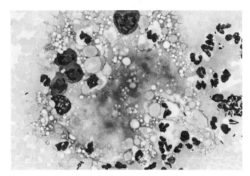

图 4-58　吞噬细胞，胞体巨大，胞质内可见大量脂质空泡、包涵体及吞噬的细胞，瑞-吉染色，×1000

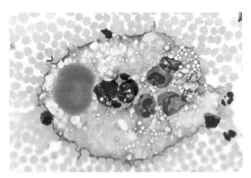

图 4-59　吞噬细胞，胞质内可见吞噬的红细胞及凋亡中性粒细胞，瑞-吉染色，×1000

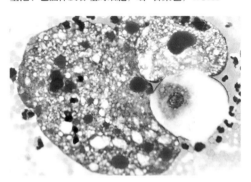

图 4-60　吞噬细胞，胞体巨大，瑞-吉染色，×1000

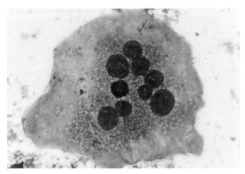

图 4-61　多核巨细胞，胞体巨大，胞体不规则，胞核多个，瑞-吉染色，×1000

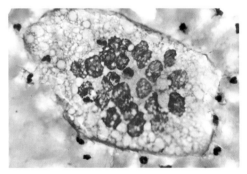

图 4-62　多核巨细胞，胞体巨大，胞核多个，可见小核仁，瑞-吉染色，×1000

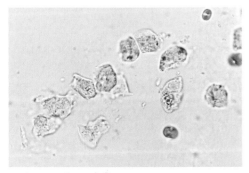

图 4-63　肾小管上皮细胞，胞体不规则，体积偏大，单个核，未染色，×1000

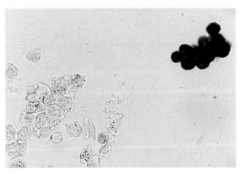

图 4-64　肾小管上皮细胞，过氧化物酶染色阴性，右上方白细胞团呈阳性，过氧化物酶染色，×1000

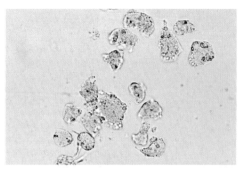

图 4-65 肾小管上皮细胞，胞体不规则，胞质内可见脂肪颗粒及胆红素结晶，胞核模糊不清，未染色，×1000

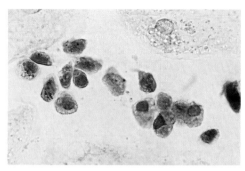

图 4-66 肾小管上皮细胞，胞体不规则，体积是白细胞的 2～4 倍，单个核，胞核圆形，SM 染色，×1000

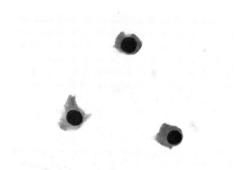

图 4-67 肾小管上皮细胞，胞体不规则，胞质呈紫红色，胞核圆形，瑞-吉染色，×1000

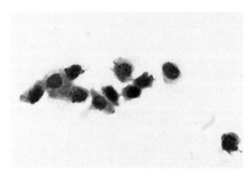

图 4-68 肾小管上皮细胞，胞体不规则，胞质呈紫红色，颗粒较少，瑞-吉染色，×1000

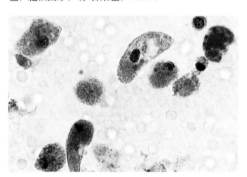

图 4-69 肾小管上皮细胞，胞质颗粒变性，多见于肾小管急性坏死，SM 染色，×1000

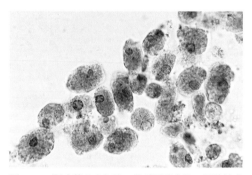

图 4-70 肾小管上皮细胞，胞质颗粒变性，肾移植术后急性排异反应，SM 染色，×1000

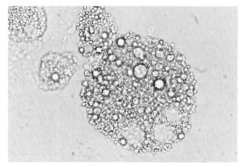

图 4-71 脂肪颗粒细胞，胞质内可见大量脂肪颗粒，体积大小不等，折光性强，未染色，×1000

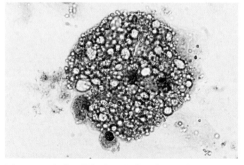

图 4-72 脂肪颗粒细胞，脂肪颗粒不着色，淡黄色，折光性强，SM 染色，×1000

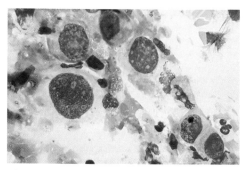

图 4-73　肿瘤细胞，胞体偏大，核质比高，瑞-吉染色，×1000

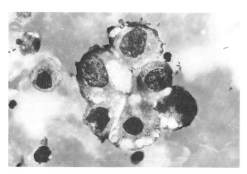

图 4-74　肿瘤细胞，细胞粘连成团，胞核畸形，输尿管肿瘤，瑞-吉染色，×1000

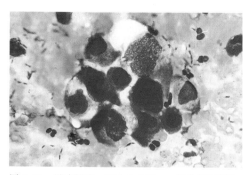

图 4-75　肿瘤细胞，胞体大小不一，部分细胞退化，瑞-吉染色，×1000

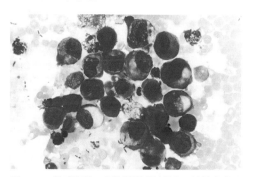

图 4-76　肿瘤细胞，细胞数量明显增多，胞体大小不一，核质比高，输尿管肿瘤，瑞-吉染色，×1000

三、结晶

　　结晶是尿液主要的有形成分，根据形态及临床意义分为生理性结晶、病理性结晶及药物结晶等。尿液结晶种类多样，形态多变，可以通过尿液 pH 值、镜下形态特征、溶解试验及其他特殊实验鉴别尿液中的各种结晶。（图 4-77～图 4-113）

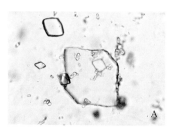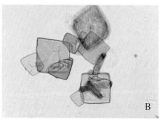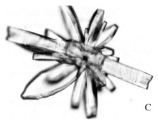

图 4-77　A 尿酸结晶与草酸钙结晶，未染色，×400；B 尿酸结晶，偏振光镜，×400；C 尿酸结晶，未染色，×400

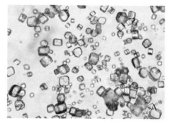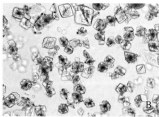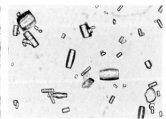

图 4-78　尿酸结晶，未染色，×400

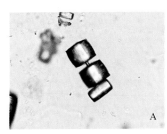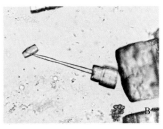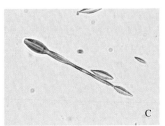

图 4-79 尿酸结晶，形态不规则，未染色，×400

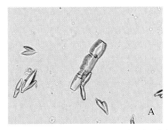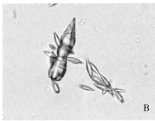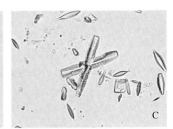

图 4-80 尿酸结晶，形态不规则，未染色，×400

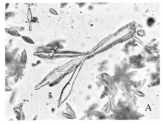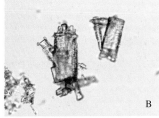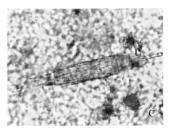

图 4-81 尿酸结晶，形态不规则，未染色，×400

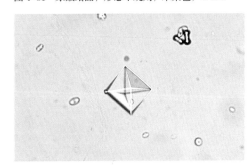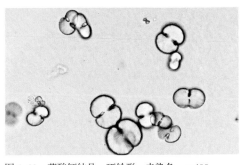

图 4-82 草酸钙结晶，正八面体结构，该形态较为常见，未染色，×400

图 4-83 草酸钙结晶，哑铃形，未染色，×400

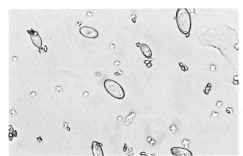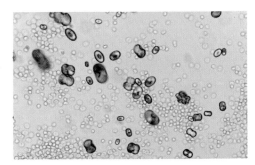

图 4-84 草酸钙结晶，椭圆形，未染色，×400

图 4-85 草酸钙结晶，折光性较强，大小不等，偏振光镜，未染色，×400

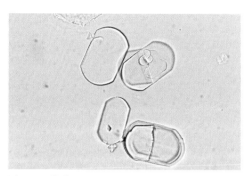

图 4-86　草酸钙结晶，呈跑道样，未染色，×400

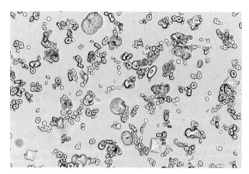

图 4-87　草酸钙结晶，折光性强，结晶被黄染，未染色，×400

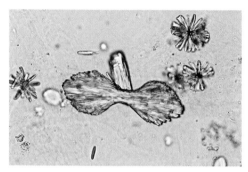

图 4-88　磷酸钙结晶，常见于碱性尿液，未染色，×400

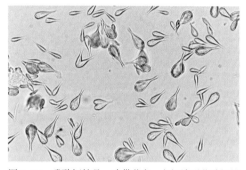

图 4-89　磷酸钙结晶，略带黄色，与泪滴形草酸钙结晶相似，可通过溶解试验进行鉴别，未染色，×400

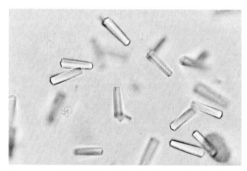

图 4-90　磷酸钙结晶，呈棒状，溶于乙酸和盐酸，不溶于 KOH，未染色，×400

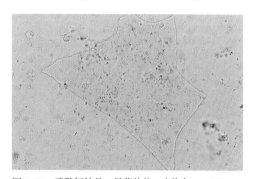

图 4-91　磷酸钙结晶，呈薄片状，未染色，×400

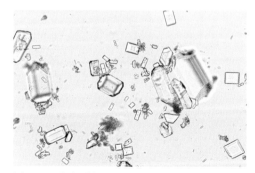

图 4-92　磷酸铵镁结晶，无色透明，折光性较强，屋顶状、棱柱形、菱形、梯形或不规则形，常见于碱性尿液，未染色，×400

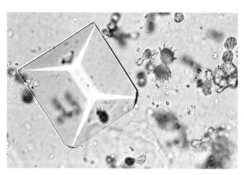

图 4-93　磷酸铵镁结晶与尿酸铵结晶，碱性尿液，未染色，×400

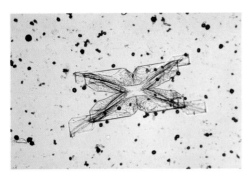

图 4-94　磷酸铵镁结晶，背景可见大量尿酸铵结晶，未染色，×100

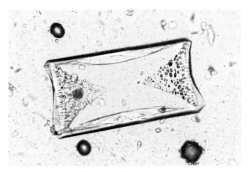

图 4-95　磷酸铵镁结晶，体积巨大，未染色，×400

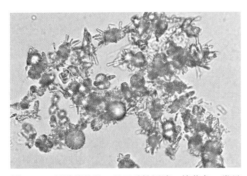

图 4-96　尿酸铵结晶，见于碱性尿液，棕黄色，常见的形态有哑铃形、球形及树根状和不规则形等，未染色，×1000

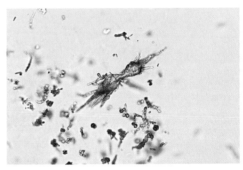

图 4-97　尿酸铵结晶，溶于乙酸、盐酸及氢氧化钾，未染色，×400

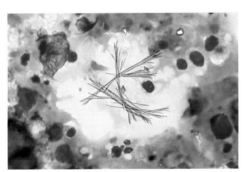

图 4-98　胆红素结晶，金黄色，呈针束状，瑞-吉染色，×1000

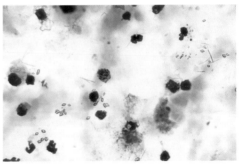

图 4-99　胆红素结晶，体积较小，颗粒状，瑞-吉染色，×1000

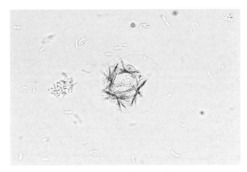

图 4-100　胆红素结晶，针束状，未染色，×1000

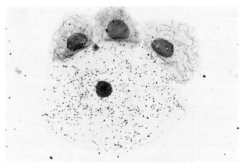

图 4-101　胆红素结晶，在细胞内析出，瑞-吉染色，×1000

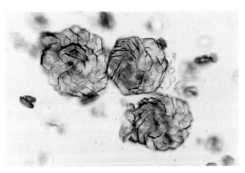

图 4-102 胱氨酸结晶，薄层片状，相互堆叠，偏振光镜，未染色，×200

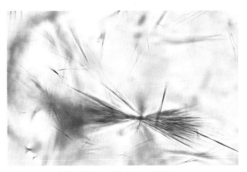

图 4-103 酪氨酸结晶，针束状，未染色，×400

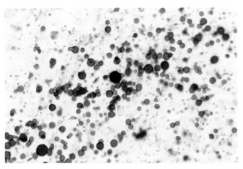

图 4-104 亮氨酸结晶，棕褐色，大小不等，胆红素尿，未染色，×400

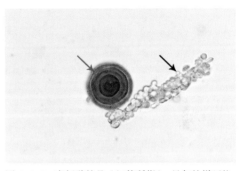

图 4-105 亮氨酸结晶（红箭所指），呈年轮样环状，蛋白颗粒（黑箭所指），×1000

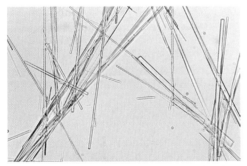

图 4-106 甘露醇结晶，成束或散在，无色针状，低温时易形成结晶，可以阻塞肾小管引起血尿或无尿，甚至造成肾功能损害，未染色，×400

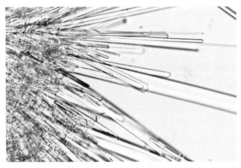

图 4-107 甘露醇结晶，机体输入甘露醇后应注意观察病人尿液的颜色、尿量、尿相对密度的变化，观察有无肢体水肿的发生，未染色，×400

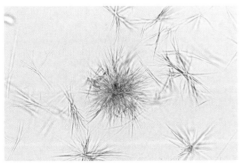

图 4-108 头孢曲松类药物结晶，未染色，×400

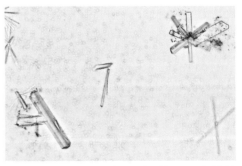

图 4-109 药物结晶，注意与磷酸铵镁结晶及磷酸钙结晶相区别，未染色，×400

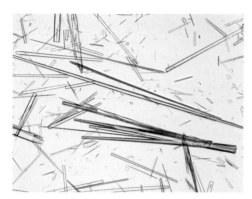

图 4-110　阿莫西林克拉维酸钾结晶，未染色

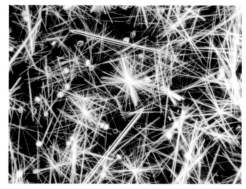

图 4-111　药物结晶，针束状，未染色，×400（暗视野）

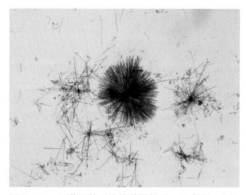

图 4-112　阿莫西林克拉维酸钾结晶，针束状，未染色，×100

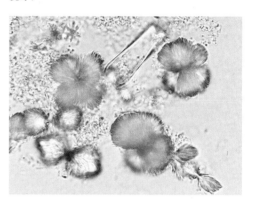

图 4-113　磺胺类药物结晶，未染色，×400

四、其他有形成分

尿液中除细胞、管型及结晶等主要成分外，还可见细菌、真菌、寄生虫及各种污染物，不同的有形成分其临床意义各不相同，所以需要了解各种有形成分。（图 4-114～图 4-129）

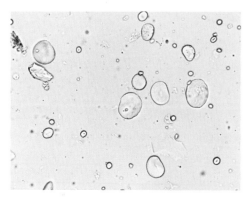

图 4-114　淀粉颗粒，体积大小不等，呈鹅卵石样，未染色，×400

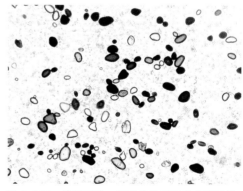

图 4-115　淀粉颗粒，碘染色呈蓝紫色或紫黑色，×100

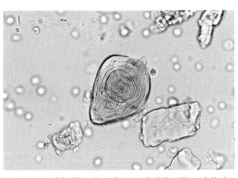

图 4-116 淀粉样小体，多见于前列腺污染，未染色，×400

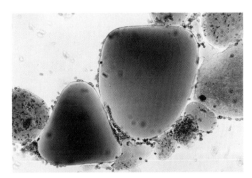

图 4-117 精浆蛋白，大小不等，均质状，呈紫红色，SM 染色，×400

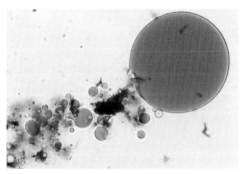

图 4-118 脂肪滴，大小不等，折光性强，橙红色，乳糜尿，苏丹Ⅲ染色强阳性，×400

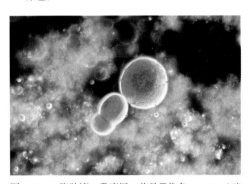

图 4-119 脂肪滴，乳糜尿，苏丹Ⅲ染色，×400（暗视野）

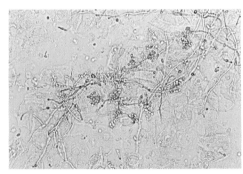

图 4-120 真菌菌丝及孢子，未染色，×400

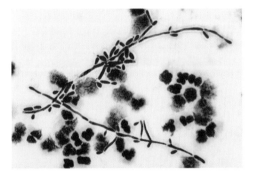

图 4-121 真菌菌丝及孢子，背景可见大量凋亡中性粒细胞，×1000

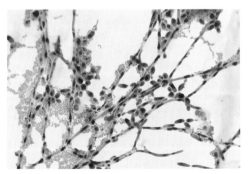

图 4-122 真菌菌丝及孢子，黏附大量细菌，亚甲蓝染色，×1000

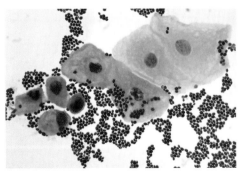

图 4-123 真菌孢子，可见鳞状上皮细胞及移行上皮细胞，瑞-吉染色，×1000

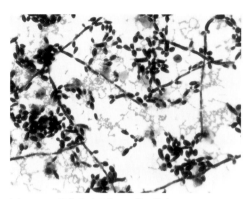

图 4-124 真菌孢子及菌丝，革兰染色，×1000

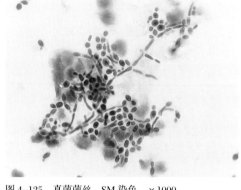

图 4-125 真菌菌丝，SM 染色，×1000

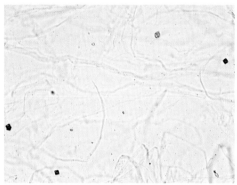

图 4-126 黏液丝，提示尿道受刺激或泌尿系统炎症，未染色，×400

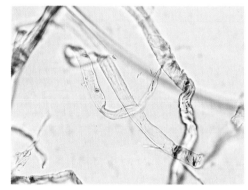

图 4-127 纤维丝，来源于外界环境污染，未染色，×400

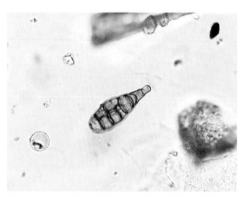

图 4-128 链格孢霉孢子，来源于污染，未染色，×400

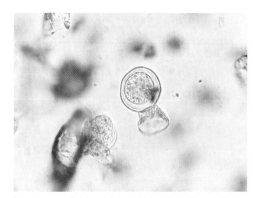

图 4-129 花粉，来源于外界环境污染，未染色，×1000

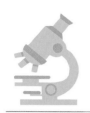

第五章　阴道分泌物及宫颈脱落细胞图谱

　　阴道分泌物为女性生殖系统分泌的液体，俗称"白带"，主要由阴道黏膜的渗出物、宫颈管、子宫内膜及输卵管分泌的黏液、子宫和阴道脱落的上皮细胞以及少量白细胞和非致病性阴道杆菌组成。正常情况下，阴道分泌物量少，当女性生殖系统发生疾病时，阴道分泌物有形成分的种类及数量等会发生改变。阴道分泌物常用于检测女性生殖系统炎症、肿瘤及雌激素水平等。常规显微镜检查项目包括清洁度、病原微生物和细胞学等。一般采用生理盐水涂片直接镜检，必要时可以用瑞-吉染色、革兰染色、巴氏染色、HE 染色和妇科白带多功能染液染色后镜检。

　　宫颈脱落细胞主要通过液基薄层细胞检验（TCT）的方法检测，若同阴道分泌物常规检查相结合，可提高宫颈异常细胞检出率，同时能够发现部分癌前病变、病原体感染等。本章节图未标注放大倍数均为 1000 倍。

第一节　非肿瘤细胞
一、红细胞和白细胞

　　1. 形态特点：未染色新鲜红细胞呈双凹圆盘状，陈旧性红细胞呈球形、皱缩状或棘形。未染色镜检时白细胞呈圆形或不规则形，体积比红细胞略大，隐约可见细胞核；当发生炎性病变时，白细胞数量增多，可见退化现象，细胞结构模糊不清，边缘不齐，白细胞易聚集成团。染色后的白细胞结构清晰，中性粒细胞核呈分叶状，可见吞噬细菌现象；脓细胞常成团分布，染色后结构不清。

　　2. 临床意义：月经期可见大量红细胞，癌性病变时分泌物常呈血性。正常的阴道分泌物可见少量白细胞，当白细胞数量增多，提示阴道炎或宫颈炎，部分肿瘤病例亦可伴白细胞增多。（图 5-1～图 5-6）

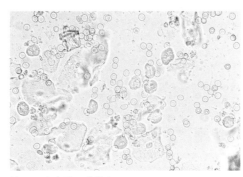

图 5-1 红细胞，未染色，×400

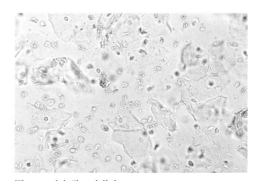

图 5-2 白细胞，未染色，×400

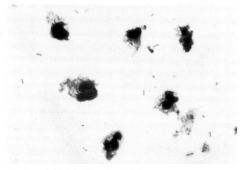

图 5-3 中性粒细胞，瑞-吉染色

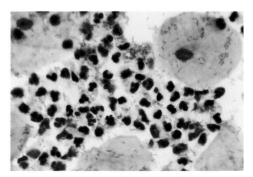

图 5-4 白细胞，妇科白带多功能染液染色

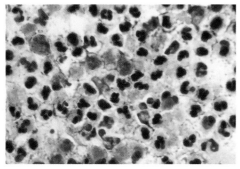

图 5-5 白细胞，刘氏染色

图 5-6 白细胞，可见大量杆菌，革兰染色

二、鳞状上皮细胞

宫颈黏膜被覆上皮细胞主要有两类：鳞状上皮细胞和腺上皮细胞。阴道和宫颈的阴道部表面被覆鳞状上皮细胞，具有保护作用，上皮层可随子宫内膜周期性改变而改变。鳞状上皮细胞由浅到深分为 4 层：表层上皮细胞、中间层细胞、副基底层细胞及基底层细胞。

（一）表层上皮细胞

表层上皮细胞是最成熟的细胞，直径 40～60μm，呈不规则多边形，常单个散在，胞质丰富，染色后呈淡蓝色或红色，细胞核圆形，染色质固缩。（图 5-7、图 5-8）

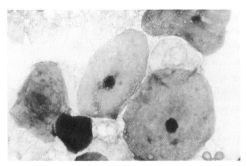

图 5-7　表层上皮细胞，妇科白带多功能染液染色

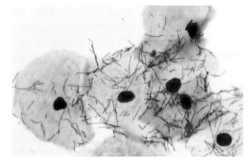

图 5-8　表层上皮细胞黏附细菌，瑞-吉染色

（二）中间层细胞

中间层细胞是由底层向表层的过渡型，外表呈舟状，直径 35～50μm，核质比为 1:3～5，经刘氏染色胞质呈蓝色。（图 5-9、图 5-10）

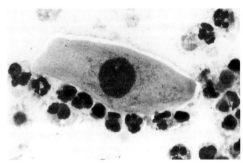

图 5-9　中间层细胞，刘氏染色

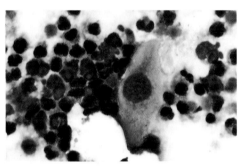

图 5-10　中间层细胞，刘氏染色

（三）副基底层细胞与基底层细胞

副基底层细胞为不成熟的鳞状上皮细胞，单个或成片分布，直径 12～30μm，核质比为 1:1～2，比基底层细胞稍大，细胞圆形或卵圆形，边界光滑，胞核居中，瑞-吉染色胞质嗜碱性呈浅蓝色。

基底层细胞位于上皮最底层，为未分化的小细胞，直径 10～12μm，核质比为 1:0.5～1。细胞呈圆形或卵圆形，核圆居中，经瑞-吉染色胞质嗜碱性呈深蓝色。（图 5-11～图 5-16）

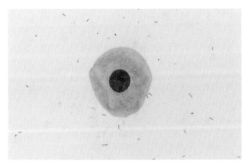

图 5-11　副基底层细胞，瑞-吉染色

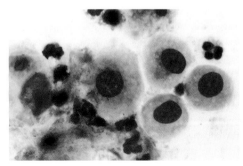

图 5-12　副基底层细胞，刘氏染色

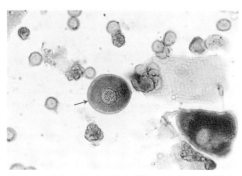

图 5-13　副基底层细胞（箭头所指），呈橘红色，碘染色

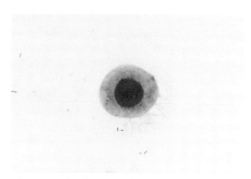

图 5-14　基底层细胞，瑞-吉染色

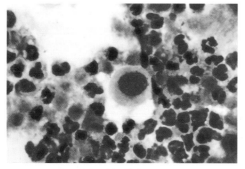

图 5-15　基底层细胞，刘氏染色

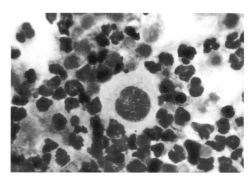

图 5-16　基底层细胞，刘氏染色

三、腺上皮细胞

腺上皮细胞源于子宫颈、子宫体及输卵管内膜被覆的上皮。主要分为宫颈管柱状上皮细胞和子宫内膜细胞，输卵管内膜细胞极少脱落，偶见输卵管上皮化生细胞。

（一）宫颈管上皮细胞

宫颈管上皮细胞常成堆出现，也可单个散在分布，细胞呈柱状，核圆形或椭圆形，常被挤压于基底部，通常可见一个小核仁。经染色胞质呈淡蓝色，成团细胞正面观呈棋盘状或蜂窝状，侧面观呈栅栏状。（图 5-17、图 5-18）

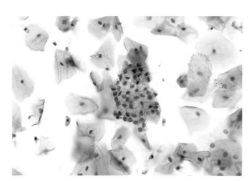

图 5-17　宫颈管上皮细胞，正面观呈棋盘状或蜂窝状，巴氏染色，×400

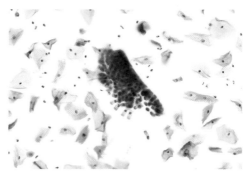

图 5-18　宫颈管上皮细胞，细胞团最右侧呈栅栏状排列，巴氏染色，×400

（二）子宫内膜细胞

正常子宫内膜细胞出现在月经周期第 1～12 天，数量很少，液基涂片中子宫内膜细胞可以紧密的立体团簇、疏松的细胞簇或单个散在出现，细胞核小而圆，呈豆状，核仁小或不见，胞质少，嗜碱性，胞质内空泡常见。新的 TBS-2014 报告系统规定对于 45 岁及以上年龄妇女出现子宫内膜细胞应该予以报告，但应注明月经周期。

（三）输卵管上皮化生细胞

输卵管上皮化生指输卵管样上皮取代了宫颈内膜柱状上皮。输卵管上皮化生细胞呈柱状、小簇或假复层排列，常为密集的细胞团，细胞核呈圆形或椭圆形，染色深、可增大及伴多形性。染色质分布均匀，核仁不明显，核质比升高。细胞内有散在的空泡或呈杯状细胞样，存在纤毛和（或）终板为其典型特征。（图 5-19、图 5-20）

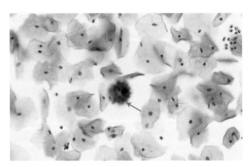

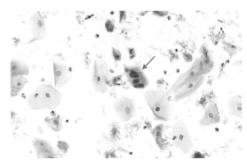

图 5-19　子宫内膜细胞（箭头所指），三维团簇状，胞质少，核圆形，核仁不明显，胞质边界清，巴氏染色，×400

图 5-20　输卵管上皮化生细胞，右侧边缘可见终板和纤毛（箭头所指），巴氏染色，×400

四、线索细胞

1. **形态特点**：线索细胞是鳞状上皮细胞黏附大量加德纳菌或厌氧菌形成，细胞边缘锯齿状，核模糊不清，细胞上覆盖大量杆菌，表面毛糙。

2. **临床意义**：加德纳菌可引起细菌性阴道炎、早产、产后败血症等，辅助诊断细菌性阴道炎。（图 5-21～图 5-26）

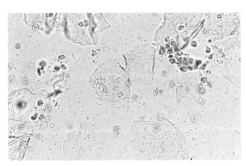

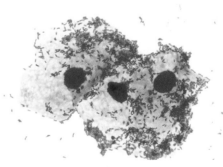

图 5-21　线索细胞，未染色，×400

图 5-22　线索细胞，瑞-吉染色

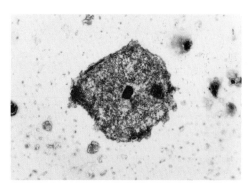

图 5-23　线索细胞，鳞状上皮细胞黏附大量短小杆菌，细胞边缘可见真菌孢子，瑞－吉染色，×1000

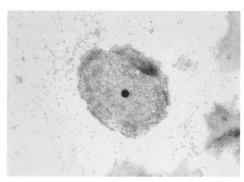

图 5-24　线索细胞，亚甲蓝染色

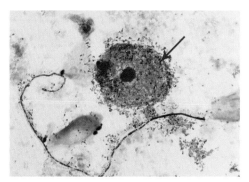

图 5-25　线索细胞（箭头所指），革兰染色

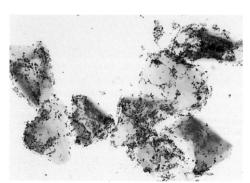

图 5-26　线索细胞，革兰染色

五、巨噬细胞

1. 形态特点：巨噬细胞胞体较大，圆形或椭圆形，偏于一侧的豆形核，胞质丰富，可见吞噬物或空泡。

2. 临床意义：巨噬细胞主要功能是以固定细胞或游离细胞的形式对病原体进行噬菌作用（即吞噬以及消化），并激活淋巴细胞或其他免疫细胞，有助于消除炎症，提高自身免疫能力；在无临床症状的女性宫颈涂片中单独出现的巨噬细胞无明显临床意义；若伴随白细胞出现，提示炎症。（图 5-27、图 5-28）

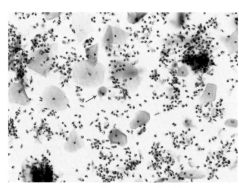

图 5-27　巨噬细胞（箭头所指），胞体较大，豆形核，偏于一侧，巴氏染色，×400

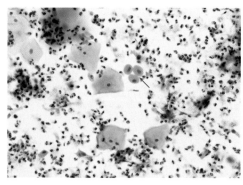

图 5-28　巨噬细胞（箭头所指），胞质丰富，核偏于一侧，巴氏染色，×400

第二节　病原微生物图

一、真菌

1. 形态特点：真菌按形态可分为单细胞和多细胞两类。单细胞真菌主要为酵母菌和酵母样菌（yeast-Like）（如念珠菌），菌体呈圆形或椭圆形；多细胞真菌由菌丝和孢子组成，菌丝分支交织成团，形成菌体丝，并长有孢子，称为丝状真菌，俗称霉菌。

2. 临床意义：真菌性阴道炎的阴道分泌物呈凝乳状或"豆腐渣"样，80%～90% 为白色念珠菌（白假丝酵母菌），10%～20% 为其他假丝酵母菌。可采用湿片直接涂片镜检或加入 10%KOH 涂片检查，染色法或培养法可进一步明确。（图 5-29～图 5-38）

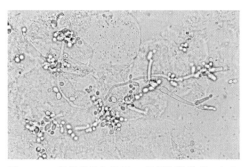

图 5-29　真菌菌丝与孢子，真菌性阴道炎，加入10%KOH 溶液后

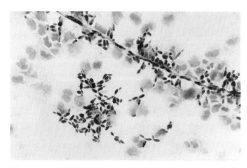

图 5-30　真菌菌丝与孢子，背景见大量白细胞，S 染色

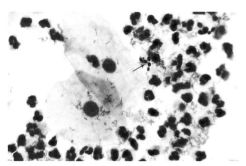

图 5-31　真菌孢子（箭头所指）伴大量中性粒细胞，妇科白带多功能染液染色

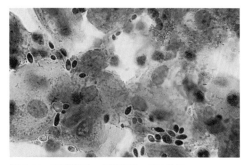

图 5-32　真菌孢子，呈紫红色，SM 染色

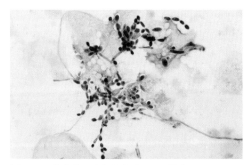

图 5-33　真菌菌丝和芽生孢子，巴氏染色

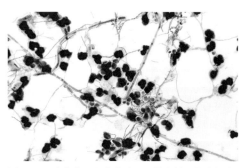

图 5-34　真菌菌丝和芽生孢子，伴大量中性粒细胞，瑞－吉染色

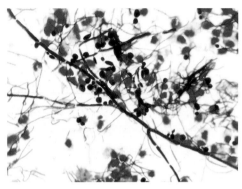

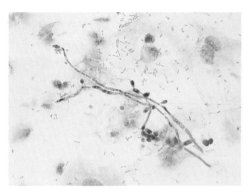

图 5-35　真菌菌丝和芽生孢子，伴大量长杆菌，革兰染色

图 5-36　真菌菌丝和芽生孢子，亚甲蓝染色

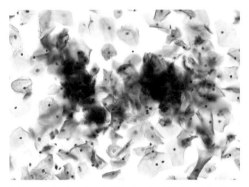

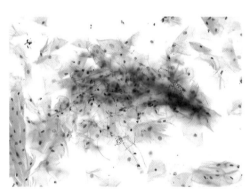

图 5-37　真菌，形态上符合念珠菌（液基涂片），巴氏染色，×400

图 5-38　真菌，形态上符合念珠菌（液基涂片），巴氏染色，×400

二、放线菌

1. 形态特点： 放线菌常成团出现，边缘的菌丝细长，放射状排列，偶见单个菌丝，放线菌一般不黏附鳞状上皮细胞，常与其他细菌感染并存。妇科白带多功能染液染色呈蓝色，革兰染色阳性。

2. 临床意义： 常见于宫内节育器的使用者，大多数发现放线菌的女性，无任何临床症状，也无须治疗。（图 5-39～图 5-42）

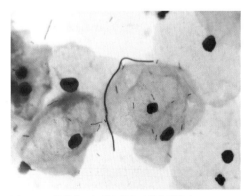

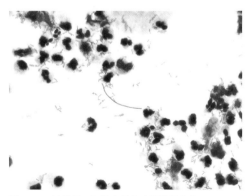

图 5-39　放线菌，妇科白带多功能染液染色

图 5-40　放线菌，妇科白带多功能染液染色

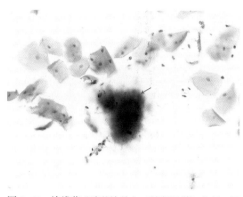
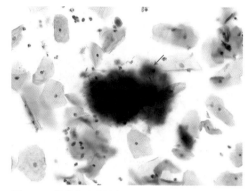

图 5-41　放线菌（液基涂片），"棉花团样"外观，周边的细丝呈放射状，巴氏染色，×400

图 5-42　放线菌（液基涂片），巴氏染色，×400

三、纤毛菌

1. 形态特点： 纤毛菌为革兰阴性长杆菌，幼龄菌易染成革兰阳性，阴道纤毛菌为直或微弯，一端或两端尖，常呈链状或成对排列，中间有丝状体相连。

2. 临床意义： 纤毛菌属于口腔中正常菌群的细菌，也可存在于阴道、宫颈和女性尿道，最常见于阴道滴虫病，还可引起宫颈炎和阴道炎。（图 5-43、图 5-44）

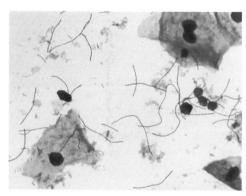
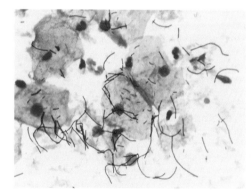

图 5-43　纤毛菌，瑞-吉染色

图 5-44　纤毛菌，革兰染色

四、乳酸杆菌

1. 形态特点： 乳酸杆菌为革兰阳性杆菌，细菌长形、细长或弯曲，瑞-吉染色的分泌物涂片中，乳酸杆菌分布在细胞表面或涂片背景里，表现为纤细、长度不等的紫红色杆菌。

2. 临床意义： 乳酸杆菌是阴道的正常菌群，乳酸杆菌被认为可能通过抑制病原菌的定植来保护机体，这种保护作用可能通过乳酸杆菌的黏液覆盖，有机酸产生，从而使阴道 pH 值降低，及产生抗微生物成分，进而防止病原体增殖。（图 5-45、图 5-46）

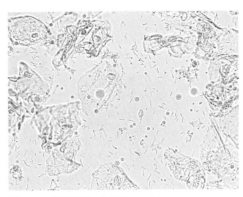

图5-45　乳酸杆菌，未染色，×400

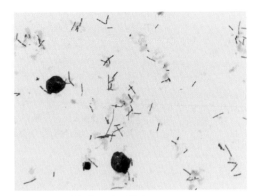

图5-46　乳酸杆菌，瑞-吉染色

五、革兰阴性双球菌

1.**形态特点**：革兰阴性双球菌菌体成双排列，呈双肾形，也有球形或短链状排列，常成堆出现，可被中性粒细胞吞噬形成胞内菌。

2.**临床意义**：阴道分泌物中性粒细胞胞内或（和）胞外找到革兰阴性双球菌，对淋病的诊断有重要意义。（图5-47、图5-48）

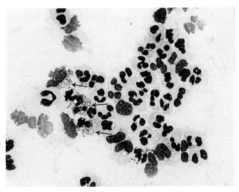

图5-47　中性粒细胞吞噬细菌（箭头所指），瑞-吉染色

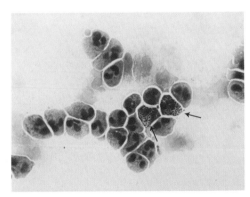

图5-48　中性粒细胞吞噬革兰阴性双球菌（箭头所指），革兰染色

六、单纯疱疹病毒（HSV）感染的细胞

1.**形态特点**：单纯疱疹病毒感染后最具特征性的变化是可见镶嵌状、多核的上皮细胞，并伴有核增大，也可以是具有特征性核的单个核细胞，核内病毒颗粒及染色质聚集在细胞边缘引起核膜增厚，呈"毛玻璃样"外观。

2.**临床意义**：大多数HSV感染患者无任何临床症状，引起生殖器炎症和疱疹的主要是Ⅱ型单纯疱疹病毒（HSV-2），HSV-2感染是最常见的性传播疾病之一。（图5-49、图5-50）

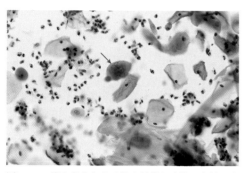 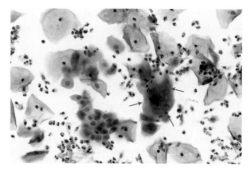

图 5-49 单纯疱疹病毒（箭头所指）感染，多核，胞核呈"毛玻璃样"，巴氏染色，×400

图 5-50 单纯疱疹病毒（箭头所指）感染，巴氏染色，×400

七、阴道毛滴虫

1. 形态特点： 滴虫多呈倒置的梨形、椭圆形或圆形，为白细胞 2 倍大小，为（7～32）μm×（5～15）μm，中央可见一个梭形的核，有时核偏位或贴边，虫体顶端有 4 根鞭毛，后端有 1 根鞭毛，后鞭毛向后伸展，连接波动膜外缘，但不游离于波动膜之外，波动膜是细胞质延伸形成极薄的膜状物，较短，位于虫体前半部的一侧，不超过虫体的一半。镜下虫体作螺旋式运动。瑞-吉染色滴虫胞体呈灰紫色，可见深紫色颗粒，体前有一个染紫红色梭形胞核；可观察到鞭毛；革兰染色呈梨形或不规则形，胞质呈红色泡沫状，可见红色颗粒，核小，椭圆形，位于虫体前端；巴氏染色滴虫呈绿色，胞核偏位，染深紫色。

2. 临床意义： 诊断阴道毛滴虫性阴道炎。（图 5-51～图 5-56）

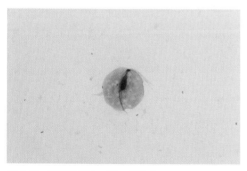 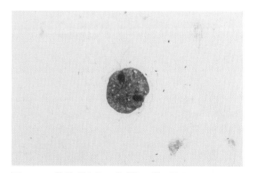

图 5-51 阴道毛滴虫，瑞-吉染色

图 5-52 阴道毛滴虫二分裂期，革兰染色

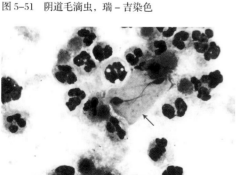 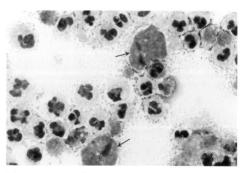

图 5-53 阴道毛滴虫二分裂期（箭头所指），刘氏染色

图 5-54 阴道毛滴虫二分裂期（箭头所指），SM 染色

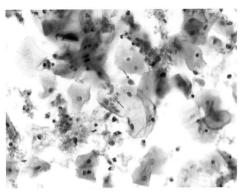 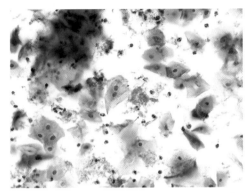

图5-55　阴道毛滴虫（液基涂片）（箭头所指），灰蓝色"梨形"微生物，可见棒状核及胞质内嗜酸性颗粒，巴氏染色，×400

图5-56　阴道毛滴虫（液基涂片），呈"梨形"，可见棒状核及后鞭毛（箭头所指），巴氏染色，×400

第三节　其他成分

一、石蜡油、滑石粉

1. **形态特点**：石蜡油滴大小不等，呈球形，折光性强，漂浮于盐水表面。滑石粉颗粒大小不一，呈不规则、块状颗粒。

2. **临床意义**：石蜡油多见于标本取材器械（如窥阴器）污染或临床用药后。滑石粉颗粒多因佩戴橡胶手套进行指检或进行标本取材污染。（图5-57、图5-58）

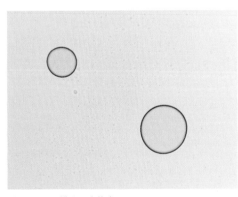 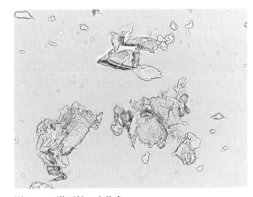

图5-57　石蜡油，未染色，×400

图5-58　滑石粉，未染色

二、羊齿状结晶

1. **形态特点**：标本干燥后会析出像羊齿植物叶形状的结晶体，主要成分是盐类和蛋白质。

2. **临床意义**：早些年用于诊断排卵，随着女性激素水平检查手段和项目的增多，羊齿状结晶判断排卵已成过去，现在很少使用。（图5-59、图5-60）

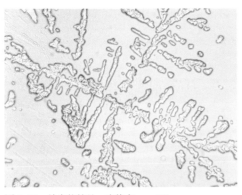

图 5-59　羊齿状结晶，未染色，×400

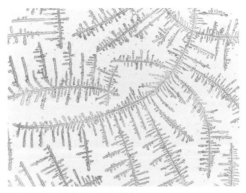

图 5-60　羊齿状结晶，未染色，×400

第四节　异常上皮细胞

一、鳞状上皮细胞异常

Bethesda 系统（TBS）关于鳞状上皮细胞异常的分类包括：非典型鳞状上皮细胞（ASC）、鳞状上皮内病变（SIL）和鳞状细胞癌（SCC）。而 SIL 包括低度鳞状上皮内病变（LSIL）和高度鳞状上皮内病变（HSIL）。

（一）非典型鳞状上皮细胞（ASC）

在 2014 年 TBS 系统中，ASC 继续作为报告鳞状上皮细胞异常的种类，进一步分为：非典型鳞状上皮细胞-意义不明确（ASC-US）和非典型鳞状上皮细胞-不除外高级别鳞状上皮内病变（ASC-H）。ASC 是指细胞学改变提示为 SIL，但从质量上或数量上不足以做出明确判读。ASC-US 适用于提示为 LSIL 的细胞学改变，ASC-H 在 ASC 病例中居少数，其细胞学的变化提示有 HSIL 的可能。（图 5-61、图 5-62）

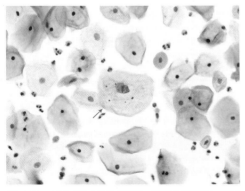

图 5-61　ASC-US（箭头所指），鳞状上皮细胞，双核细胞，核是正常中层鳞状上皮细胞的 2～3 倍，并有轻度不规则的核轮廓，巴氏染色，×400

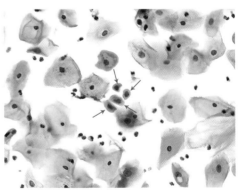

图 5-62　ASC-H（箭头所指），4 个小的非典型细胞，核深染，核质比高，不规则的核轮廓，巴氏染色，×400

（二）低度鳞状上皮内病变（LSIL）

1. 形态特点：细胞学变化常发生于具有"成熟"胞质的中层或表层鳞状上皮细胞。细胞单个或成片排列，核增大至少为正常中层细胞核的 3 倍，核深染，染色质分布均匀，核质比例轻度增加，双核和多核常见，可见挖空细胞化或核周空晕。

2. 临床意义：细胞学报告 LSIL 的女性中有 55%～89% 高危型 HPV 检测阳性，因而细胞学 LSIL 的患者需联合 HPV 检测进行临床诊疗分析。（图 5-63、图 5-64）

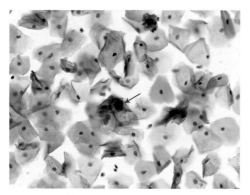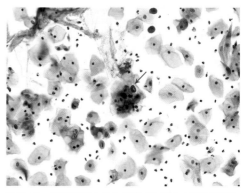

图 5-63　低度鳞状上皮内病变（LSIL）（箭头所指），核大深染，可见双核及核周空晕，巴氏染色，×400

图 5-64　低度鳞状上皮内病变（LSIL）（箭头所指），巴氏染色，×400

（三）高度鳞状上皮内病变（HSIL）

1. 形态特点：病变细胞比 LSIL 小且较不"成熟"，细胞可以单个、成片或呈合胞体样聚集排列，核质比明显升高，核膜不规则，核深染，一般无核仁，染色质可纤细或呈粗颗粒状，分布均匀。

2. 临床意义：临床医生对 HSIL 女性的处理包括阴道镜检查、宫颈活检及宫颈管刷刮以发现高级别病变，后续治疗取决于活检结果。（图 5-65、图 5-66）

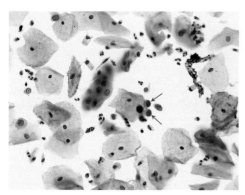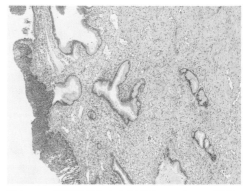

图 5-65　高度鳞状上皮内病变（HSIL）（箭头所指），细胞单个散在，核质比例显著升高，核深染，染色质颗粒状，巴氏染色，×400

图 5-66　高度鳞状上皮内病变（HSIL），HE 染色，×100

（四）宫颈鳞状细胞癌（SCC）

TBS 没有明确区分宫颈鳞状细胞癌类型，但两种常见类型即角化型癌和非角化型癌细胞学特征并不相同。角化型 SCC 的发生与角化鳞状上皮异常增生有关，细胞形状多变，呈梭形、蝌蚪状或带尾巴，常伴角化过度、角化不良、非典型角化及角化型 HSIL。非角化型 SCC 合胞体样细胞群及裸核常见，细胞可能比许多 HSIL 的细胞小一些，但有 HSIL 的大多数特点，可能有明显的核仁，肿瘤素质常见。（图 5-67～图 5-70）

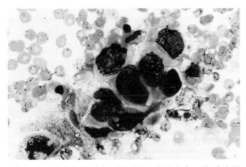

图 5-67　肿瘤细胞（宫颈鳞癌），成团分布，胞质边界不清，胞核不规则，染色质致密，核仁深染，瑞 - 吉染色

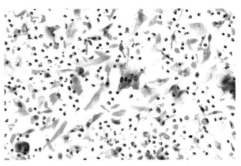

图 5-68　鳞状细胞癌，角化型，细胞梭形，胞质角化，可见肿瘤素质，巴氏染色，×400

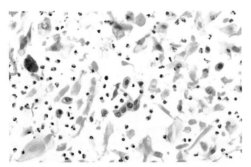

图 5-69　鳞状细胞癌，角化型，细胞形态多样，核染色质粗颗粒状，巴氏染色，×400

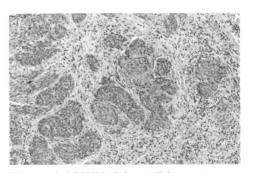

图 5-70　中分化鳞状细胞癌，HE 染色，×200

二、腺上皮细胞异常

TBS 关于腺上皮细胞异常的分类包括：非典型腺细胞，无特殊（指出来自于宫颈管、子宫内膜或不明来源）、倾向于肿瘤（指出来自于宫颈管或不明来源）、宫颈管原位腺癌及腺癌（包括宫颈管腺癌、子宫内膜腺癌、子宫外腺癌及来源不确定的腺癌）。本节主要介绍宫颈管原位腺癌、浸润性腺癌（黏液癌和透明细胞癌）及子宫内膜腺癌。

（一）宫颈管原位腺癌

宫颈管原位腺癌（AIS）是一种具有特征性的细胞核增大、深染、复层化和核分裂增多，但无间质浸润的高级别宫颈管腺上皮病变。异常细胞群通常有 3 种结构：菊形团腺腔样、假复层排列、羽毛状边缘的三维立体或合胞体样聚合体。

细胞核增大，呈卵圆形或变长，核深染，染色质呈粗颗粒状分布均匀，核仁通常小或不明显。（图 5-71、图 5-72）

图 5-71　宫颈原位腺癌（箭头所指），细胞核大深染，呈条带样，巴氏染色，×400

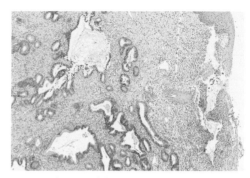

图 5-72　宫颈原位腺癌，HE 染色，×100

（二）宫颈管腺癌

宫颈管腺癌较常见的类型为普通型宫颈管腺癌、黏液腺癌及透明细胞癌等。宫颈管腺癌细胞学判读标准与宫颈管原位腺癌相同，但有侵袭特征。如果有肿瘤素质、核空亮、染色质分布不均或大核仁时，应考虑子宫颈侵袭性腺癌的可能性。（图 5-73～图 5-76）

图 5-73　宫颈黏液癌（箭头所指），细胞三维球团状排列，核深染，胞质内见黏液空泡，巴氏染色，×400

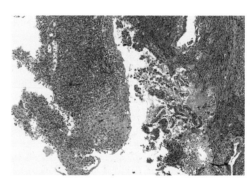

图 5-74　宫颈黏液癌，HE 染色，×200

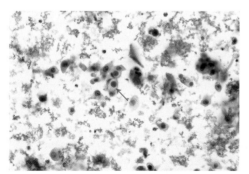

图 5-75　宫颈透明细胞癌，胞核大，核膜清晰，核仁明显，胞质丰富、透明，可见玻璃样小体（箭头所指），巴氏染色，×400

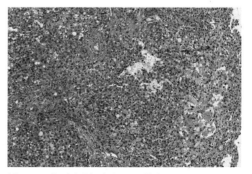

图 5-76　宫颈透明细胞癌，HE 染色，×200

（三）子宫内膜腺癌

子宫内膜腺癌的重要细胞学特征如下：细胞圆，胞核增大深染，染色质颗粒状，核仁明显，胞质稀少或空泡化，胞质周围常常包绕中性粒细胞。（图 5-77、图 5-82）

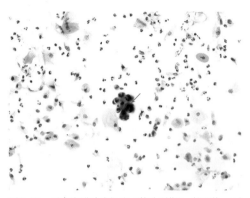

图 5-77 子宫内膜腺癌细胞（箭头所指），核深染，可见核仁，胞质内见中性粒细胞，巴氏染色，×400

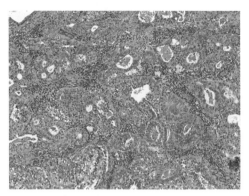

图 5-78 子宫内膜样癌，HE 染色，×200

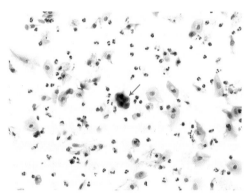

图 5-79 腺癌细胞（箭头所指），子宫内膜来源，巴氏染色，×400

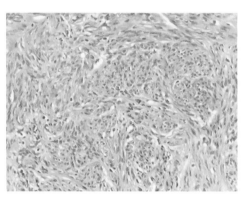

图 5-80 子宫内膜腺癌Ⅰ级，组织切片，HE 染色，×400

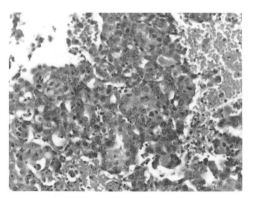

图 5-81 腺癌细胞，子宫内膜来源，刮片，HE 染色，×400

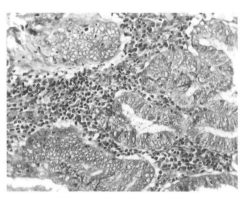

图 5-82 腺癌细胞，子宫内膜来源，刮片，HE 染色，×400

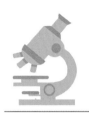

第六章　前列腺液及精液细胞图谱

前列腺液（prostatic fluid）是精液的重要组成部分（约占 30%），是由前列腺分泌的淡乳白色、半透明的黏稠液体。前列腺液能维持精液的 pH 值，参与精子的能量代谢及精液的凝固和液化过程。正常情况下，前列腺液可见大量的卵磷脂小体、红细胞、白细胞、巨噬细胞、上皮细胞、前列腺脂肪颗粒细胞、淀粉样小体等，可因精液混入见少许精子。在病理情况下，卵磷脂小体明显减少，可检到细菌、寄生虫及肿瘤细胞等。前列腺液的检验用于前列腺疾病和性传播疾病的诊断及疗效观察。

精液主要由精子和精浆组成，是男性生殖器官和附属性腺分泌的液体。精液细胞学检测可反映和评估睾丸生精功能状态，是监测睾丸生殖功能的客观指标。本章节图未标注染色方法者均为瑞-吉染色，放大倍数为 1000 倍。

第一节　前列腺液细胞图

一、卵磷脂小体

1. 形态特点： 卵磷脂小体又称磷脂酰胆碱小体或前列腺小体，主要成分为卵磷脂，呈大小不等的圆球形，折光性稍强，形似脂滴，注意与红细胞和血小板区分。

2. 临床意义： 卵磷脂小体由前列腺上皮细胞分泌，富含胆固醇。卵磷脂小体的数量是评价前列腺功能的重要指标。正常情况下，均匀分布，满视野，前列腺疾病会造成卵磷脂小体不同程度的减少，前列腺炎时，卵磷脂小体明显减少或出现聚集。（图 6-1～图 6-4）

图 6-1 卵磷脂小体，未染色，×400

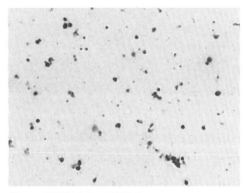

图 6-2 卵磷脂小体，革兰染色

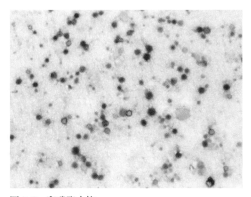

图 6-3 卵磷脂小体

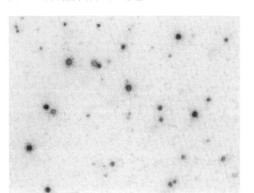

图 6-4 卵磷脂小体

二、红细胞和白细胞

1. 形态特点：同浆膜腔积液中形态。

2. 临床意义：正常情况下，前列腺红细胞 <5 个 /HPF，红细胞增多主要见于前列腺炎、精囊炎、前列腺癌等，也可见于前列腺按摩过重。正常情况下，白细胞 <10 个 /HPF，白细胞形态可完整，也可见凋亡现象，当大量增多，成堆成团分布，多见于前列腺炎。（图 6-5～图 6-10）

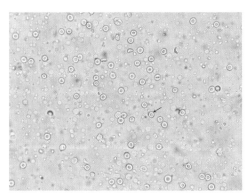

图 6-5 红细胞（箭头所指），未染色，×400

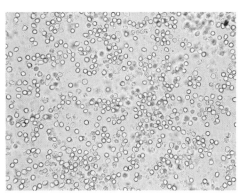

图 6-6 白细胞，未染色，×400

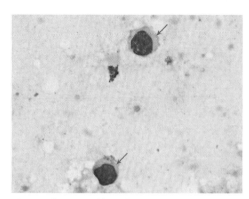

图 6-7 淋巴细胞（箭头所指）

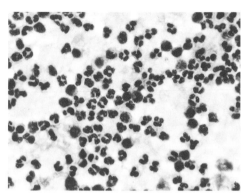

图 6-8 中性粒细胞，细胞数量明显增多，多见于前列腺炎症

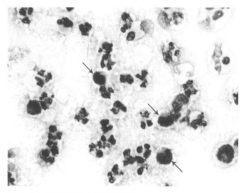

图 6-9 单核细胞（箭头所指）

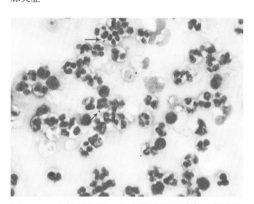

图 6-10 中性粒细胞，伴有革兰阳性球菌（箭头所指），革兰染色

三、巨噬细胞

1. 形态特点：前列腺颗粒细胞胞体较大，颗粒较粗，因脂肪变性或吞噬作用，胞质内含有多量的卵磷脂小体，部分为吞噬细胞，经苏丹Ⅲ染色，胞质中脂肪滴呈橘红色阳性反应。巨噬细胞吞噬非脂质颗粒或未知的颗粒成分，苏丹Ⅲ染色不着色。巨噬细胞吞噬脂肪颗粒后形成脂肪颗粒细胞。

2. 临床意义：巨噬细胞可吞噬卵磷脂小体、细胞、细胞碎片、淀粉颗粒等，也可见吞噬异常或衰老死亡的精子，起重要的清扫作用。前列腺炎症时，前列腺颗粒细胞常伴有大量脓细胞存在，也多见于部分老年人的前列腺液中。成年人前列腺液中出现此类细胞可能与感染性炎症有关；老年人前列腺液中颗粒细胞增多常与性生活减少有关。正常前列腺液中此类细胞 1～2 个 /HPF，前列腺炎时可增多至 10 倍。（图 6-11～图 6-22）

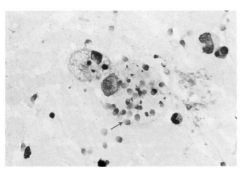

图 6-11 巨噬细胞吞噬精子（箭头所指）

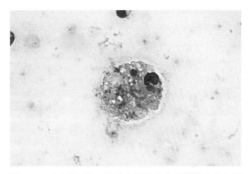

图 6-12 巨噬细胞，胞质内可见大小不等的灰蓝色颗粒，细菌性前列腺炎

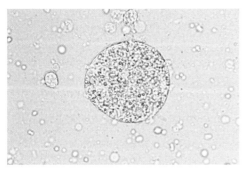

图 6-13 前列腺颗粒细胞，圆形凸起，有折光性，未染色

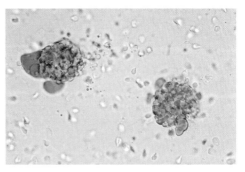

图 6-14 前列腺颗粒细胞，苏丹Ⅲ染色阳性，胞质内颗粒染橘红色，细菌性前列腺炎

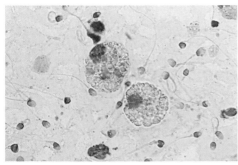

图 6-15 前列腺颗粒细胞，胞体大，圆形或类圆形，胞质内可见大量淡黄色颗粒，折光性强，胞核紫红色，染色质致密，细菌性前列腺炎

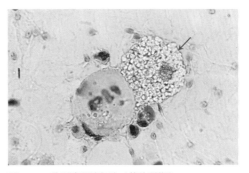

图 6-16 前列腺颗粒细胞（箭头所指）

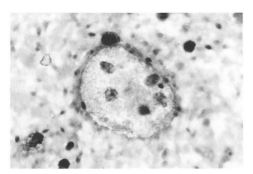

图 6-17 泡沫细胞，胞体巨大，胞质泡沫感，细菌性前列腺炎

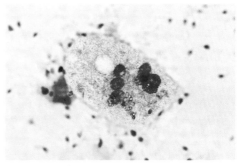

图 6-18 多核泡沫细胞，胞体巨大，胞质丰富，呈泡沫样，退化感，胞核多个呈椭圆形，核染色质粗

体液细胞学图谱

159

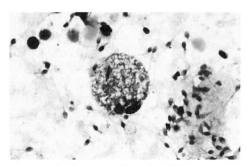

图 6-19 泡沫细胞，吞噬精子（箭头所指），胞核致密偏位，伴大量精子

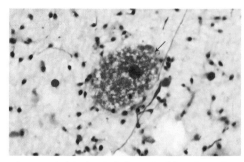

图 6-20 泡沫细胞，伴有革兰阴性球菌（箭头所指），革兰染色

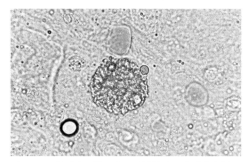

图 6-21 前列腺颗粒细胞，胞体偏大，胞质含大量颗粒，折光性强，未染色

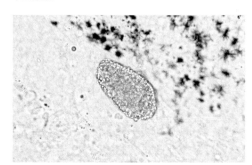

图 6-22 前列腺颗粒细胞，苏丹Ⅲ染色

四、前列腺上皮细胞

　　前列腺上皮细胞主要分为前列腺主上皮细胞（分泌性上皮细胞）、前列腺基上皮细胞（基底细胞）和神经内分泌细胞，显微镜下可见前两种上皮细胞。正常情况下，前列腺上皮细胞少见，前列腺上皮细胞分泌的前列腺特异性抗原（Prostata Specific Antigen，PSA），是诊断前列腺癌和转移性前列腺癌特异性肿瘤指标之一，前列腺上皮细胞增多见于前列腺增生、前列腺炎和前列腺癌等。

　　1. 前列腺主上皮细胞：为单层柱状或复层柱状，脱落后常成片分布或栅栏状排列，胞体大，呈圆形、椭圆形或不规则形，胞质丰富，嗜酸性或嗜碱性。（图 6-23、图 6-24）

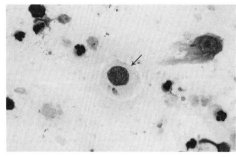

图 6-23 前列腺主上皮细胞（箭头所指），胞体大，类圆形，胞质灰蓝色淡染，胞核大，染色质细致疏松，网状结构，核仁隐约可见

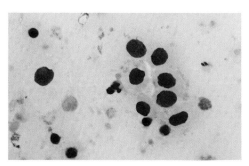

图 6-24 前列腺主上皮细胞，前列腺增生

2. **前列腺基上皮细胞**：胞体较大，类圆形或不规则形，边缘可见折叠，胞质丰富，嗜碱性，淡染，胞核小，圆形或类圆形，多居中，染色质致密、块状，无核仁。（图 6-25～图 6-28）

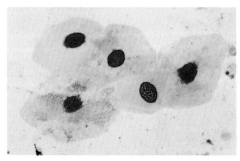

图 6-25　前列腺基上皮细胞，胞体较大，类圆形，胞质浅灰蓝色，胞核圆形居中，染色质粗颗粒状

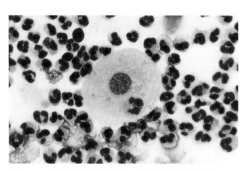

图 6-26　前列腺基上皮细胞，伴中性粒细胞增多

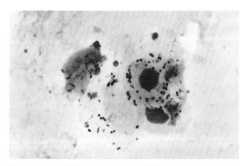

图 6-27　前列腺基上皮细胞，黏附大量细菌，提示细菌感染

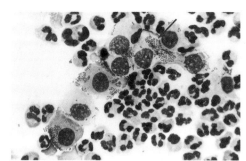

图 6-28　前列腺基上皮细胞，黏附大量球菌（箭头所指）

五、鳞状上皮细胞

1. **形态特点**：鳞状上皮细胞，胞体巨大，椭圆形或不规则形，胞质淡染，可黏附细菌，胞核小，圆形或类圆形，多居中，染色质致密，无核仁。

2. **临床意义**：前列腺液中鳞状上皮细胞出现，多见于前列腺增生、慢性前列腺炎或交叉感染。（图 6-29～图 6-32）

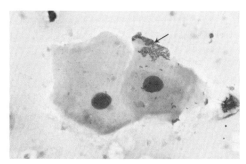

图 6-29　鳞状上皮细胞，胞体较大，边缘不规则，胞质丰富，黏附革兰阴性杆菌（箭头所指），胞核圆形居中，染色质致密，无核仁，革兰染色

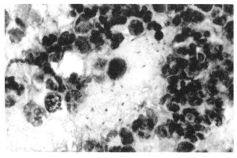

图 6-30　鳞状上皮细胞黏附细菌

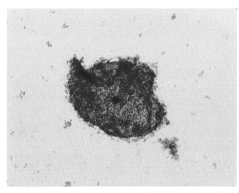
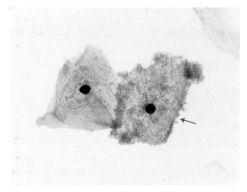

图 6-31　线索细胞，黏附大量革兰阴性杆菌，革兰染色

图 6-32　线索细胞（箭头所指），细菌性阴道炎，巴氏染色

六、淀粉样体

1. 形态特点：体积巨大，圆形或类圆形，围绕一个有机物核心呈放射状结构，犹如树木的年轮，数量多少不一。

2. 临床意义：淀粉样体，也称前列腺结石或淀粉样小体，是由脂肪、核蛋白、晶体嘌呤、胆固醇等包绕脱落的上皮细胞形成。淀粉样体内可含细菌，是慢性前列腺炎反复发作和尿路感染反复发作的根本原因。老年人前列腺液淀粉样小体可增多，一般无意义。（图 6-33、图 6-34）

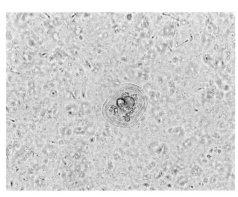
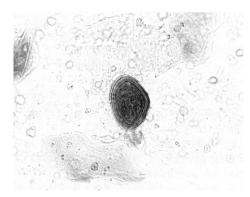

图 6-33　淀粉样体，未染色，×400

图 6-34　淀粉样体，同心纹状，碘染色，×400

七、前列腺多核巨细胞

1. 形态特点：胞体巨大，圆形、椭圆形或不规则形，胞质均匀，淡染，退化时可呈细小空泡状，胞核小，圆形或椭圆形，十几个到数十个不等，可散在或成堆重叠，染色质粗，可见小核仁。胞质上可见黏附中性粒细胞、单核细胞和精子。

2. 临床意义：正常情况下，前列腺液很少见多核巨细胞，增多可见于慢性炎症刺激或慢性前列腺炎。（图 6-35～图 6-40）

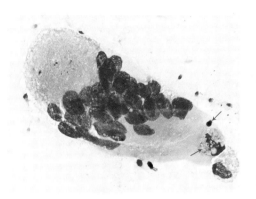

图 6-35 多核巨细胞，胞体巨大，胞质丰富，灰蓝色，边缘黏附巨噬细胞和精子（箭头所指），多核，染色质疏松呈网状，无核仁，慢性前列腺炎患者

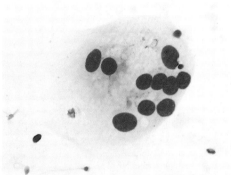

图 6-36 多核巨细胞

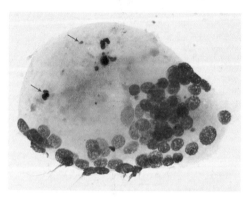

图 6-37 多核巨细胞，胞体巨大，胞质丰富，染粉红色，黏附少量细胞和精子（箭头所指），胞核多达几十个，成堆重叠，染色质粗网状结构

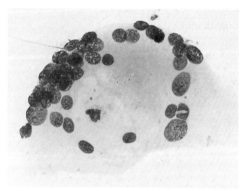

图 6-38 多核巨细胞

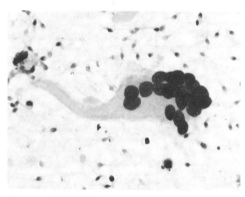

图 6-39 多核巨细胞

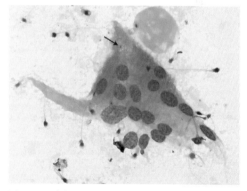

图 6-40 多核巨细胞，黏附细菌（箭头所指），革兰染色

八、细菌

1. 形态特点：前列腺液中可见球菌、杆菌，淋病患者可检出肾形成对的革兰阴性双球菌。

2. 临床意义：提示细菌感染。（图 6-41～图 6-46）

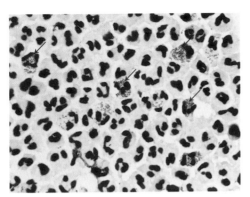

图 6-41 细菌，中性粒细胞吞噬大量细菌（箭头所指），细菌性前列腺炎

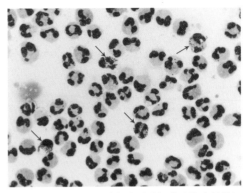

图 6-42 细菌，中性粒细胞吞噬细菌（箭头所指），淋病

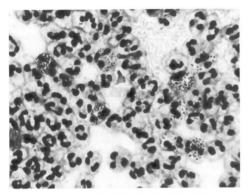

图 6-43 细菌，中性粒细胞吞噬革兰阴性双球菌，淋病，革兰染色

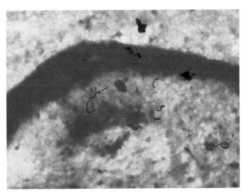

图 6-44 细菌，革兰阳性细菌（箭头所指），革兰染色

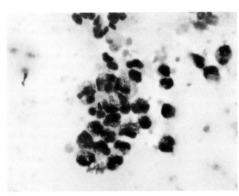

图 6-45 中性粒细胞吞噬细菌

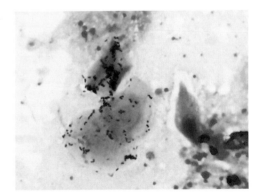

图 6-46 细菌黏附在鳞状上皮细胞表面，革兰染色

九、真菌

1. 形态特点： 椭圆形的出芽孢子，成堆或散在，有的可见藕节样菌丝；链格孢菌的孢子，胞体明显分格。

2. 临床意义： 真菌伴中性粒细胞增多可见于前列腺真菌感染，如无炎性细胞，偶见真菌需排除污染。链格孢菌多来自于环境污染。（图 6-47、图 6-48）

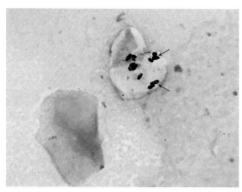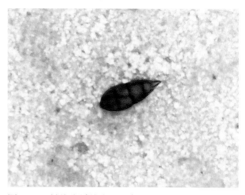

图6-47 真菌孢子（箭头所指），椭圆形，前列腺真菌感染，革兰染色阳性

图6-48 链格孢霉的孢子，多见于污染，革兰染色

第二节 精液细胞图

精液有形成分主要包括精子、生精细胞、白细胞及上皮细胞等，通过瑞-吉氏、刘氏、Diff-Quik、Shorr等染色后，精子及各类细胞形态可清晰辨认。

一、精子

精子发生是一个高度复杂的细胞分裂分化过程，历经精原细胞的增殖分化、精母细胞的减数分裂以及精子细胞变形3个阶段，从而形成精子。其中任何一个环节出现问题，都可能导致精子发生障碍或精子发育异常。精子形态分析是评估精液质量的一个重要指标，严格的精子形态分析能较好地预测受精能力及自发性受孕情况。精子形态包括正常形态精子和异常形态精子，异常形态精子又称畸形精子或潜在受精能力较差的精子。

（一）正常形态精子

1. 形态特点： 人类精子形似蝌蚪状，长约 $60\,\mu m$，包括头部、颈中部和尾部。头部外形光滑、轮廓规则，大致呈椭圆形，顶体区清晰可辨，占头部的 $40\%\sim70\%$；顶体内没有大空泡，并且不超过2个小空泡，顶体后区不含任何空泡；颈中部细长、规则，大约与头部长度相等，残留胞浆不应超过精子头部的 1/3；尾部比颈中部细，均一，无锐利折角，长约 $45\,\mu m$（约为头部长度的10倍）。

2. 临床意义： 按照WHO《人类精液检查与处理实验室手册（第五版）》的参考标准，正常形态精子 $\geqslant 4\%$。根据这个标准，有生育力和不育患者，正常形态精子百分率的范围在 $0\sim30\%$，但很少有精液标本的正常形态率超过25%。正常形态精子百分率与妊娠等待时间、体内和体外妊娠率密切相关。（图6-49～图6-53）

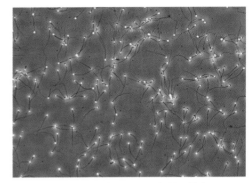

图6-49 精子，未染色，×400

图6-50 精子，未染色，×200（相差显微镜）

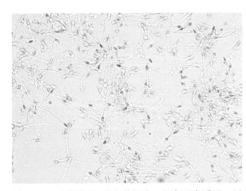

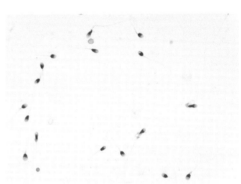

图6-51 正常精子，头部染绿色，尾部无色透明，甲基绿染色，×400

图6-52 精子，巴氏染色，×400

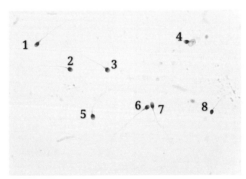

图6-53 1.颈中部异常；2.正常形态；3.头部异常；4.头部、尾部异常；5.头部异常；6.头部、颈中部异常；7.正常形态；8.头部异常，巴氏染色

（二）异常形态精子

1. 形态特点：人类精液标本中含有各种各样畸形的精子，通常情况下，头部畸形所占比例最高。头部异常可见大头、小头、锥形头、梨形头、圆头、无定形头、有空泡头、顶体异常等形态；颈中部异常可见弯曲、变粗、不规则等形态；尾部异常可出现短尾、多尾，锐角弯曲等形态；残留胞浆大于正常精子头部的1/3。

2. 临床意义：如果正常形态精子率低于4%，称为畸形精子症。精子畸形率增高，增加了患不育的风险。精子畸形的致病机制尚不完全清楚，许多遗传因素

（基因突变、常染色体异常、Y 染色体微缺失）及非遗传因素（高温、辐射、药物、化学物质、感染等）都可能造成精子畸形率增高。如发现同一类型畸形比例增高，则要高度怀疑遗传因素或有害因素的特异性损伤。（图 6-54～图 6-63）

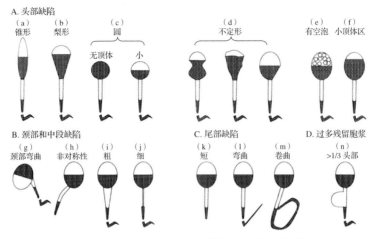

图 6-54　精子异常形态示意图（摘自 WHO 第五版标准）

图 6-55　A 小头精子（箭头所指），Diff 染色；B 圆头精子，顶体结构异常，缺如；C 无头精子，呈大头针状缺陷（箭头所指）

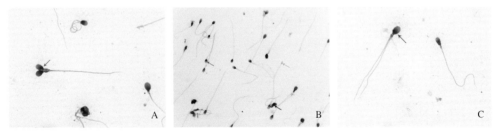

图 6-56　A 双头精子，颈部增粗（箭头所指），Diff 染色；B 小头精子（红箭所指），双头精子（黑箭所指），无头精子（蓝箭所指）；C 大头、双尾精子（箭头所指），Diff 染色

图 6-57　颈部畸形精子，Diff 染色

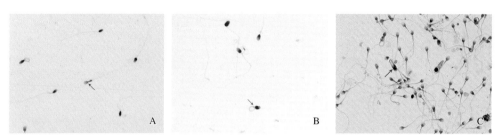

图 6-58　A 颈部畸形精子（箭头所指），Diff 染色；B 卷尾精子（箭头所指），Diff 染色；C 卷尾精子（箭头所指），Shorr 染色

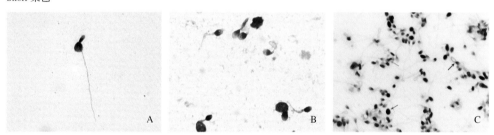

图 6-59　A 颈中部弯曲，过多残留胞浆，Diff 染色；B 短尾精子，呈短、粗和不规则尾；C 大头精子（红箭所指），卷尾精子（黑箭所指），颈部凋亡精子（蓝箭所指）

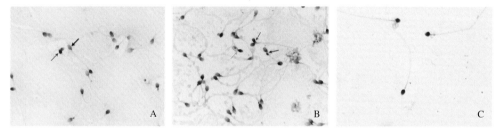

图 6-60　A 尖头精子（红箭所指），双尾精子（黑箭所指），Diff 染色；B 双头精子（红箭所指），小头精子（黑箭所指），卷尾精子（蓝箭所指）；C 小头精子，顶体结构异常，小顶体，Diff 染色

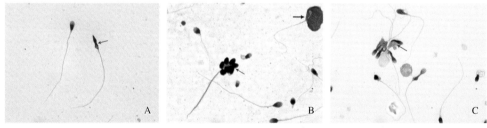

图 6-61　A 锥形头精子，顶体结构异常、颈中部增粗（箭头所指），Diff 染色；B 多头精子（箭头所指），颈中部增粗，胀亡精子，头部膨胀、均质化（黑箭所指），Diff 染色；C 长头精子，头部细胞核伸长，并伴有过多残留胞浆（箭头所指），巴氏染色

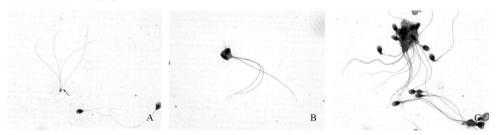

图 6-62　A 无头精子，无头部结构，多尾（箭头所指），Diff 染色；B 双核、多尾精子，巴氏染色；C 分化不良的精子，巴氏染色

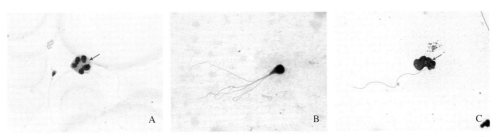

图6-63　A 精子被中性粒细胞吞噬（箭头所指），Diff 染色；B 大圆头、凋亡、多尾精子，Diff 染色；C 精子头部不规则，呈花瓣状（箭头所指），Diff 染色

二、凋亡精子

1. 形态特点：凋亡精子属于特殊形态缺陷，主要表现为精子头部核固缩、核浓染，顶体空化、缺如，头部畸变，形态大小不一。精子核的浓缩和浓染说明了精子 DNA 损伤的结果和表现。

2. 临床意义：精子凋亡是为了适应生存环境而主动采取的一种死亡过程，精子凋亡与男性不育关系密切，包括自发性凋亡和病理性凋亡。自发凋亡对维持正常精子数量至关重要，病理性凋亡属于疾病现象。精子凋亡过多说明各种有害因素损伤睾丸的生殖功能，导致 DNA 损伤，凋亡精子数量越多，损伤越重。（图 6-64、图 6-65）

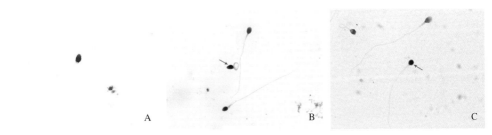

图6-64　凋亡精子，Diff 染色

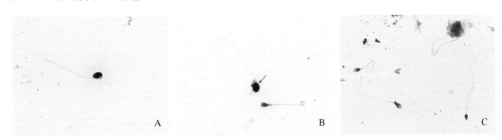

图6-65　凋亡精子，Diff 染色

三、生精细胞

精液中除精子外，还可见到各级生精细胞，包括精原细胞、初级精母细胞、次级精母细胞和不同发育阶段的精子细胞，尤以精子细胞和初级精母细胞多见，精原细胞极少见。生精细胞异常脱落是睾丸生殖功能受损的敏感信号，特别对少

精子和无精子的精液标本，行生精细胞检测更有意义。精液中的各类细胞在湿片状态下难以正确分辨，明确区分必须要进行涂片染色，油镜下观察。

对于精液生精细胞检测的临床意义，主要包括以下方面：①区分精液中的白细胞，避免误诊；②作为梗阻性和非梗阻性无精子症鉴别的重要依据；③依据精液生精细胞的数量、比例及形态异常，可作为衡量睾丸生殖功能的有效指标；④某种程度可代替睾丸活检，避免创伤带来的影响；⑤根据生精细胞的动态变化，可作为疗效观察和预后判断的重要指标；⑥生精细胞的异常脱落，对探索不育症的病因及发生机制有着重要价值。（图 6-66～图 6-85）

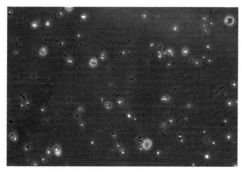

图 6-66　精液中的圆形细胞，未染色，×200（暗视野）

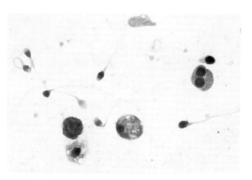

图 6-67　生精细胞，Diff 染色

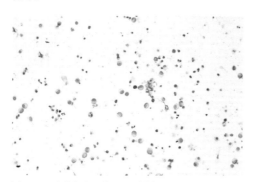

图 6-68　生精细胞，数目明显增多，×100

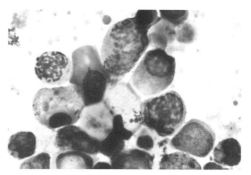

图 6-69　生精细胞，数目明显增多，初级精母细胞阶段发育阻滞

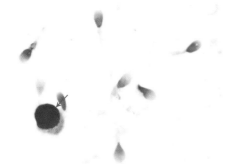

图 6-70　精原细胞（箭头所指），胞体直径 5.5～9μm，胞质染浅蓝色，胞核呈圆形或稍椭圆形，居中或偏于一侧，占细胞 2/3 以上，染深紫色，正常精液中极少见

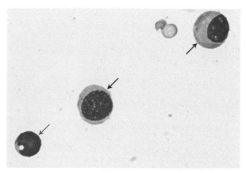

图 6-71　精原细胞（红箭所指），初级精母细胞（黑箭所指）

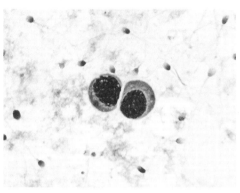

图 6-72　初级精母细胞，胞体直径 7.0～16.5 μm，胞质染浅蓝色，胞核圆形或类圆形，精液中较常见

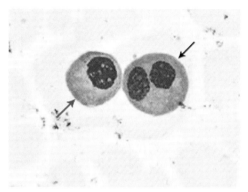

图 6-73　初级精母细胞（红箭所指），次级精母细胞（黑箭所指）

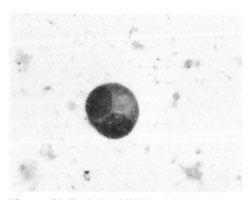

图 6-74　次级精母细胞，胞体圆形，直径 6.5～13.85 μm，胞质染浅蓝色或灰蓝色，胞核圆形或椭圆形，呈分裂相，双核对称排列，三核或多核呈重叠排列，胞核为紫红色，颗粒粗细不一，有时堆成块状，由于次级精母细胞分化速度较快，精液中少见

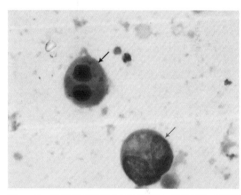

图 6-75　次级精母细胞（红箭所指），精子细胞（黑箭所指）

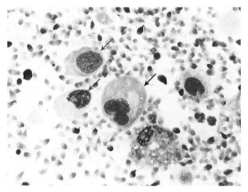

图 6-76　初级精母细胞（红箭所指），次级精母细胞（黑箭所指），胞体类圆形，胞质丰富，染浅蓝色，可见空泡，多核圆形，相互重叠，染色质呈粗颗粒状

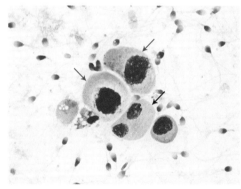

图 6-77　初级精母细胞（红箭所指），次级精母细胞（黑箭所指），由初级精母细胞第一次减数分裂而来

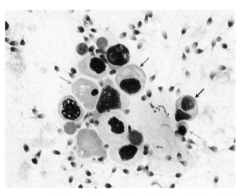

图 6-78　各期精母细胞，形态多种多样，胞体、胞质差别不大，胞核染紫色，粗颗粒状、致密、大小不一；初级精母细胞（红箭所指），次级精母细胞（黑箭所指），精子细胞（蓝箭所指）

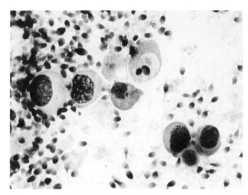

图 6-79　不同期初级精母细胞，胞体大小、形态类似，胞核着色深浅不一，染色体呈粗颗粒状或条索状，可见核凋亡现象

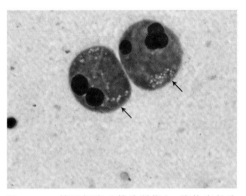

图 6-80　精子细胞（箭头所指），胞体直径为 4.0~8.6μm，胞核约 4.1μm，呈球形或椭圆形，可见单核、双核或多核，常偏于一侧，染色质浅紫色，可见空泡，胞核深紫色，形成浓厚、结实精子头锥形，核内颗粒浓集，不易分辨；精液中可见到不同阶段的精子细胞，甚至可出现伸出尾部的精子细胞

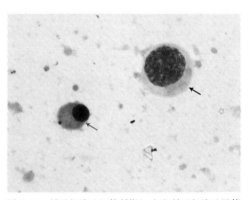

图 6-81　精子细胞（红箭所指），初级精母细胞（黑箭所指）

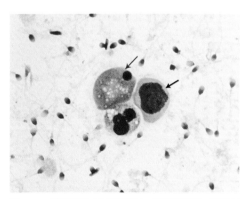

图 6-82　精子细胞（红箭所指），胞体椭圆形，胞质蓝色，可见空泡，胞核小球形，贴于细胞质边缘，深紫红色，形成浓厚、结实精子头锥形，核内颗粒浓集，初级精母细胞（黑箭所指）

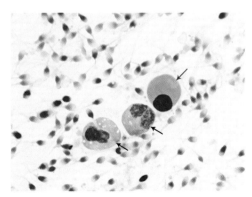

图 6-83　精子细胞（红箭所指），双核次级精母细胞（黑箭所指）

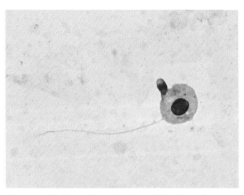

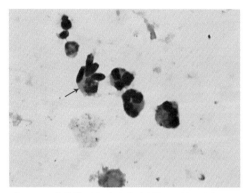

图 6-84 伸出尾部的精子细胞，分化不良，其中一个核已形成精子头雏形

图 6-85 多核精子细胞（箭头所指），精子头部已形成，需与中性粒细胞相区别

四、精浆蛋白

精浆里含有果糖、蛋白质、前列腺素和一些酶类物质，是精子的营养物质。（图 6-86、图 6-87）

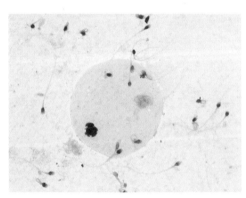

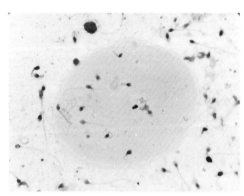

图 6-86 精浆蛋白，类圆形，体积大，均质体淡染，精液

图 6-87 精浆蛋白，精液

五、结晶

1.胆固醇结晶：为无色透明，薄片状，可多层堆叠，一般无临床意义。

2.尿酸结晶：黄色或深黄色，形态多为菱形、方形和不规则形等，一般无临床意义。

3.橙色血质结晶：为金黄色或橙黄色，形态有斜方体、菱形、针束状、团块状、菊花样、柴捆状或颗粒状，提示陈旧性出血。

4.磷酸钙结晶：为无色或淡黄色，多为片状、棒状、柴捆状或哑铃状等，一般无临床意义。（图 6-88～图 6-95）

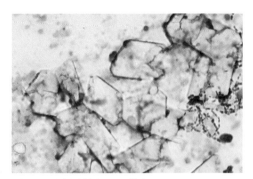

图 6-88 胆固醇结晶，Diff 染色

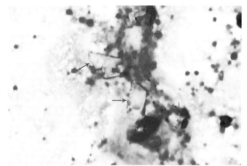

图 6-89 胆固醇结晶（箭头所指），革兰染色

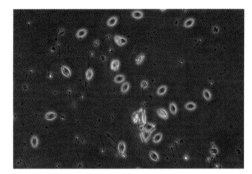

图 6-90 尿酸结晶，未染色，×200（相差镜检）

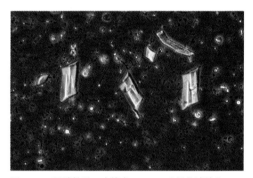

图 6-91 尿酸结晶，未染色，×200（相差镜检）

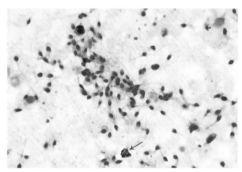

图 6-92 橙色血质结晶（箭头所指），伴大量精子，革兰染色

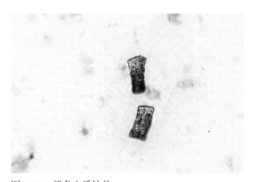

图 6-93 橙色血质结晶

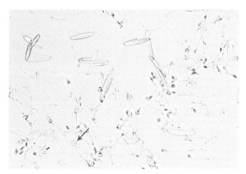

图 6-94 磷酸钙结晶和白细胞（箭头所指），标本放置时间过久可析出，未染色，×400

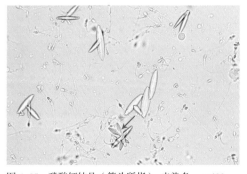

图 6-95 磷酸钙结晶（箭头所指），未染色，×400

六、其他有形成分

此外，精液中还可以检出白细胞、支持细胞、线索细胞、上皮细胞、细菌、包涵体及细胞残浆等有形成分，所有有形成分的检出都有其一定的临床意义和价值。（图6-96～图6-103）

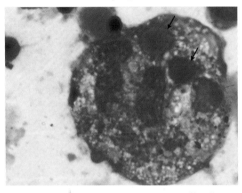

图6-96 巨噬细胞吞噬初级精母细胞（红箭所指）和精子细胞（黑箭所指）

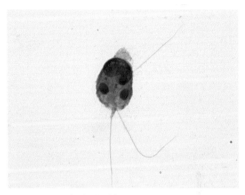

图6-97 巨噬细胞吞噬精子

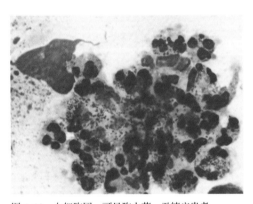

图6-98 白细胞团，可见胞内菌，无精症患者

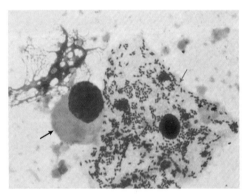

图6-99 线索细胞（红箭所指），初级精母细胞（黑箭所指）

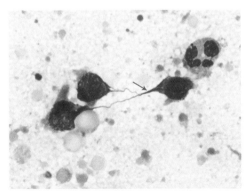

图6-100 支持细胞（箭头所指），核染紫红色，胞质淡染、粉红色，形态不规则，在病理性精液中较常见

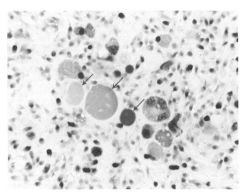

图6-101 浆质体（箭头所指）

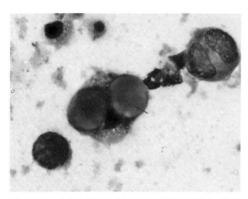

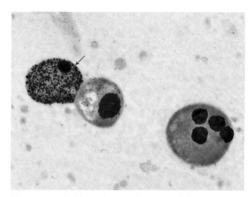

图6-102 生精细胞内可见包涵体（箭头所指），考虑存在病毒感染可能

图6-103 精子细胞内可见包涵体（箭头所指）

第三节 肿瘤细胞

　　肿瘤细胞以前列腺癌细胞最为常见，该类细胞多成团分布，细胞边界不清，胞体大小不等，胞质量多少不一，胞核大，核仁明显。（图6-104～图6-107）

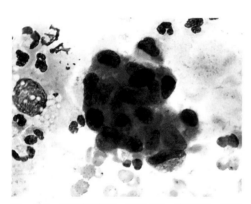

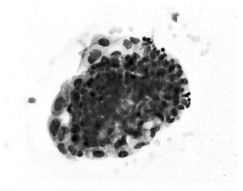

图6-104 前列腺癌细胞，细胞成团，排列紊乱，胞质边界不清，前列腺癌

图6-105 前列腺癌细胞，细胞成团，胞体大小不等，×400

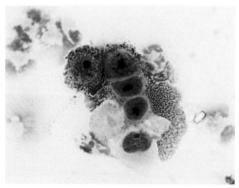

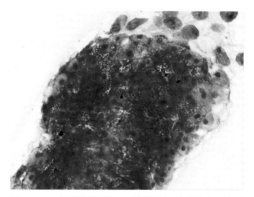

图6-106 前列腺癌细胞，胞体偏大，胞核大，核仁大而明显

图6-107 前列腺癌细胞，成团分布，胞质量少，核质比明显偏高，核仁明显

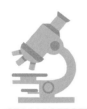

第七章 关节腔积液细胞图谱

关节腔是由关节面与滑膜围成的狭小裂隙，正常情况下分泌极少量的滑膜液，有营养、润滑、保护关节的作用，当关节损伤、炎症等病变时，滑膜液增多，称为关节腔积液。关节腔积液常规分析主要有直接涂片镜检法、涂片染色镜检法和细胞离心沉淀法等。正常滑膜液除了水分，还含有大量的黏蛋白，少量白细胞，无红细胞。在病理情况下，关节腔积液中的细胞种类、数量及形态都可能发生变化，还可能见到细菌、结晶、病原体、特殊细胞（如狼疮细胞）及其他有形成分。

关节腔积液细胞学检查，主要用于各种类型关节病变的诊断、鉴别诊断及预后判断（狼疮细胞同第一章浆膜腔积液细胞图谱。临床意义：常见于系统性红斑狼疮、药物性狼疮关节炎、类风湿关节炎）。本章节图均为关节腔积液，未标注染色方法为瑞-吉染色，放大倍数为 1000 倍。

一、血细胞

1. 形态特点：关节腔积液中常见的细胞有红细胞、中性粒细胞、淋巴细胞、浆细胞、巨噬细胞等，细胞形态与浆膜腔积液中的相似。

2. 临床意义：

（1）红细胞：正常情况下无红细胞，若出现新鲜红细胞提示近期出血或穿刺损伤出血可能，红细胞的形态和数量对评价关节腔出血情况有重要意义。

（2）中性粒细胞：在炎症情况下，中性粒细胞明显增多，炎症早期，形态完整；炎症后期或开放性损伤时，细胞肿胀，可出现空泡变性或核凋亡；化脓性炎症病例中，中性粒细胞可见退化现象，多不完整；此外，中性粒细胞还可以吞噬细菌、真菌及细胞碎片等。

（3）淋巴细胞：炎症可引起反应性淋巴细胞增多，免疫性损伤，如类风湿关节炎、系统性红斑狼疮关节炎、结核性关节病变等也可导致淋巴细胞增多。

（4）巨噬细胞：主要起吞噬和清扫作用，可见吞噬细菌、真菌、结晶、细胞

和细胞碎片现象。若吞噬各种退化变性的中性粒细胞称为赖特细胞（Reiter cell），
见于 Reiter 综合征、痛风、类风湿关节炎、化脓性关节炎；吞噬抗原抗体复合物
颗粒时可称为类风湿细胞（RA cell）。（图 7-1～图 7-24）

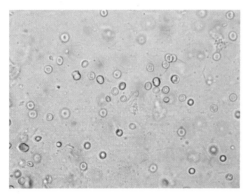

图 7-1　新鲜红细胞，髌骨滑脱患者，未染色，×400

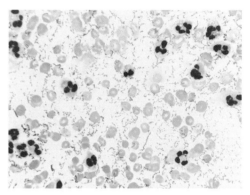

图 7-2　新鲜红细胞，伴中性粒细胞增多

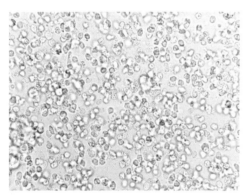

图 7-3　白细胞，化脓性关节炎，未染色，×400

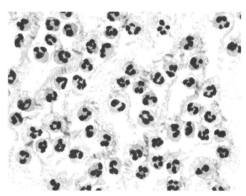

图 7-4　中性粒细胞明显增多，化脓性关节炎

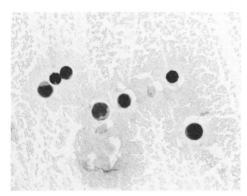

图 7-5　成熟淋巴细胞增多

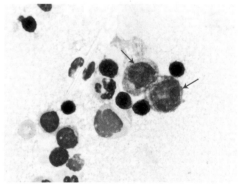

图 7-6　反应性淋巴细胞（箭头所指），胞体增大，胞
质嗜碱性强，胞核大，染色质粗，核仁隐约可见

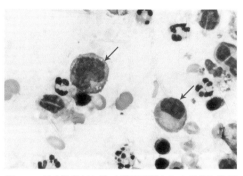

图 7-7　反应性淋巴细胞（箭头所指）和中性粒细胞同时增多

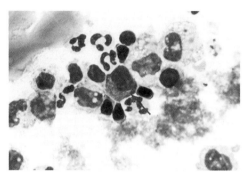

图 7-8　反应性淋巴细胞（箭头所指）和巨噬细胞、中性粒细胞同时增多

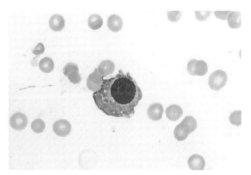

图 7-9　浆细胞

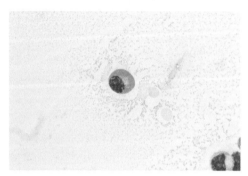

图 7-10　浆细胞

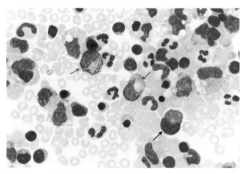

图 7-11　未成熟嗜酸细胞（黑箭所指），中性中幼粒细胞（红箭所指）

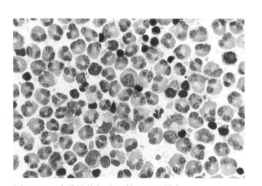

图 7-12　嗜酸性粒细胞，数目明显增多

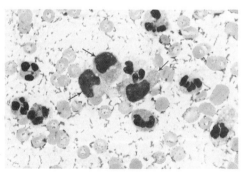

图 7-13　单核细胞（箭头所指）

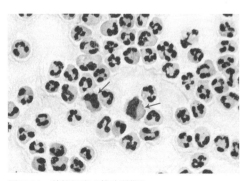

图 7-14　单核细胞（箭头所指）

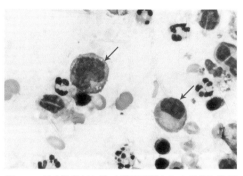

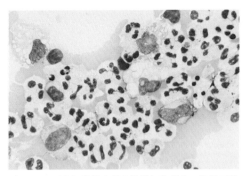

图 7-15 巨噬细胞伴大量中性粒细胞增多，胞体不规则，胞质呈泡沫样，胞核不规则形、偏位，染色质粗网状，无核仁，化脓性关节炎

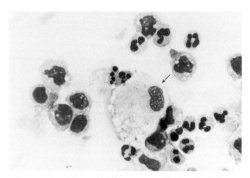

图 7-16 巨噬细胞（箭头所指），胞体大，类圆形，胞质呈泡沫样，胞核椭圆形、偏位，染色质粗网状，无核仁

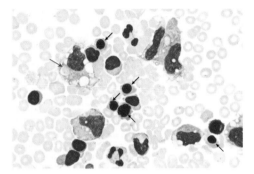

图 7-17 巨噬细胞（红箭所指），晚幼红细胞（黑箭所指）

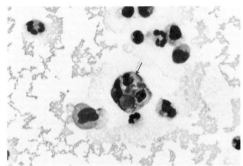

图 7-18 赖特细胞（箭头所指）

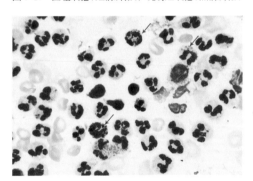

图 7-19 类风湿细胞（箭头所指）

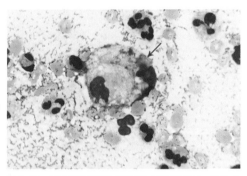

图 7-20 巨噬细胞吞噬巨噬细胞（箭头所指），急性关节炎

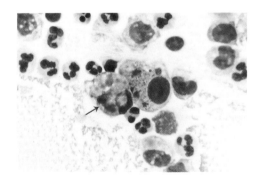

图 7-21 赖特细胞（箭头所指），吞噬退化变性的中性粒细胞，类风湿关节炎

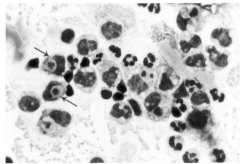

图 7-22 赖特细胞（箭头所指），多个巨噬细胞吞噬退化中性粒细胞

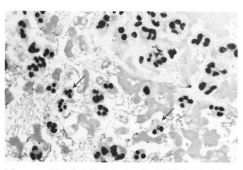

图 7-23 凋亡的中性粒细胞（箭头所指），化脓性关节炎

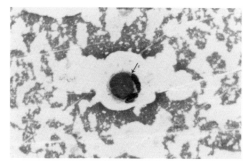

图 7-24 狼疮细胞（箭头所指），系统性红斑狼疮关节炎

二、滑膜细胞

1. 形态特点： 关节腔积液里的滑膜细胞与浆膜腔积液中的间皮细胞形态相似，胞体大，圆形或类圆形，胞质丰富，染灰蓝色，胞质可见颗粒或小空泡，胞核规整，圆形或类圆形，染色质致密，可见小核仁。

2. 临床意义： 滑膜细胞是关节的内衬细胞，是保护关节软骨的第一道防线，正常情况下滑膜细胞偶见，若成堆或成片脱落，提示关节损伤较重，也可见退化或形态不完整的滑膜细胞。（图 7-25～图 7-28）

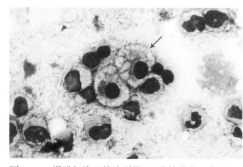

图 7-25 滑膜细胞（箭头所指），胞体较大，类圆形，胞质丰富，嗜碱性，染灰蓝色，可见大小不等空泡，胞核类圆形，染色质排列致密，核仁隐约可见，右髋关节骨性关节炎

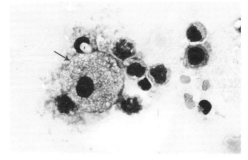

图 7-26 空泡变性的滑膜细胞（箭头所指）

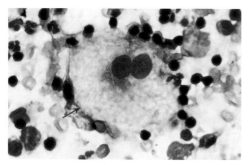

图 7-27 双核滑膜细胞（箭头所指），胞体巨大，胞质呈泡沫状，双核，核类圆形，染色质致密，核仁隐约可见，痛风性关节炎

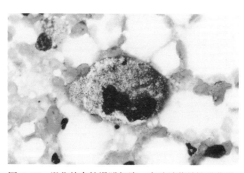

图 7-28 退化的多核滑膜细胞，右髋关节骨性关节炎

三、多核巨细胞

1.形态特点：关节腔积液多核巨细胞与浆膜腔积液中的多核巨细胞形态相似，胞体大，圆形或类圆形，胞质丰富，染灰蓝色，胞核规整，圆形或类圆形，染色质粗、呈块状结构，几十个核环状排列在胞质内。

2.临床意义：多核巨细胞可能由滑膜细胞融合形成，多核巨细胞增多也可见于一些骨肿瘤病例。（图7-29～图7-32）

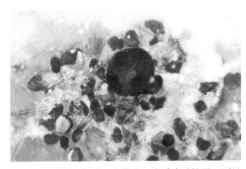

图7-29 多核巨细胞，胞体大，胞质嗜碱性强，可见多核，染色质粗，呈块状

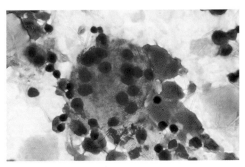

图7-30 多核巨细胞，核较小且大小一致

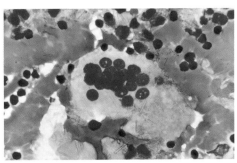

图7-31 退化的多核巨细胞，胞体巨大，椭圆形，胞质丰富，染淡灰蓝色，吞噬尿酸钠结晶，核圆形或类圆形，可见几十个核，染色质粗、呈块状

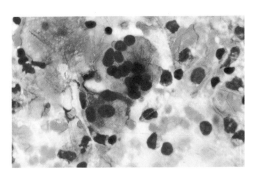

图7-32 多核巨细胞内有多条针尖状尿酸钠结晶体

四、浆质体

形态特点和临床意义同浆膜腔积液。（图7-33、图7-34）

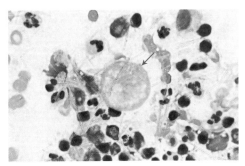

图7-33 巨大的浆质体（箭头所指），伴尿酸钠结晶

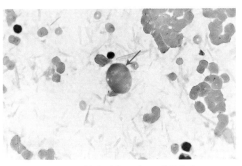

图7-34 浆质体（箭头所指），伴尿酸钠结晶

五、细菌、真菌

关节腔液中查到细菌、真菌，在排除污染的情况下，考虑细菌感染、真菌感染，可以进行细菌培养鉴定致病菌。（图 7-35～图 7-38）

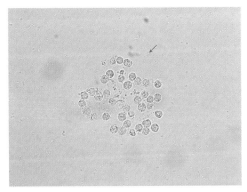

图 7-35 细菌（箭头所指），未染色，×400

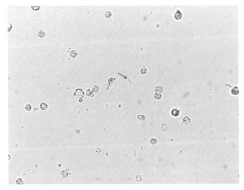

图 7-36 真菌（箭头所指），可见芽孢子，未染色，×400

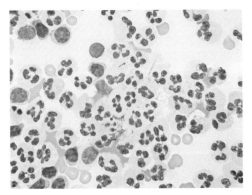

图 7-37 细菌（箭头所指）

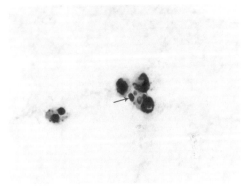

图 7-38 真菌（箭头所指），被吞噬的孢子内可见红色核质成分

六、结晶

（一）尿酸钠结晶

1. 形态特点：尿酸钠结晶是关节腔积液里较常见的结晶，多为散在无色针尖状，大量出现也可相互交织呈棉絮状，不着色，从几微米到几十微米长度不等，可被中性粒细胞、巨噬细胞吞噬。

2. 临床意义：尿酸钠结晶细长、针尖状，大量出现，反复刺激滑膜可引起痛风性关节炎。（图 7-39～图 7-44）

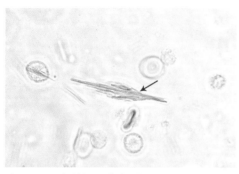

图 7-39 尿酸钠结晶（箭头所指），无色，细长针状，未染色

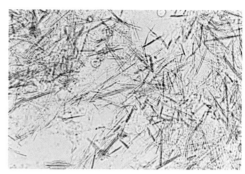

图 7-40 尿酸钠结晶，大量无色，针状，长短不一，散在或呈束状，未染色，×400

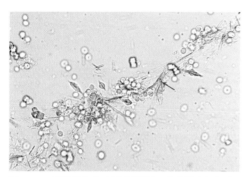

图 7-41 尿酸钠结晶（箭头所指），伴有较多红细胞，痛风性关节炎，未染色，×400

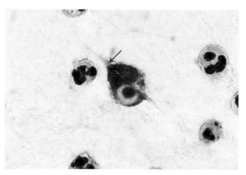

图 7-42 巨噬细胞吞噬长细针状的尿酸钠结晶（箭头所指），结晶伴有较多中性粒细胞

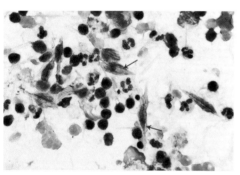

图 7-43 巨噬细胞吞噬成簇的尿酸钠结晶，胞体模糊（箭头所指），伴有多种炎症细胞

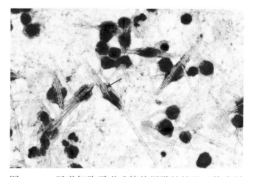

图 7-44 巨噬细胞吞噬成簇的尿酸钠结晶（箭头所指），伴有凋亡细胞

（二）焦磷酸钙结晶

1.形态特点：焦磷酸钙结晶散在或成堆分布，无色，形态有棒状、长条形、针状或方块形，可被中性粒细胞、巨噬细胞吞噬，该类结晶不溶于 10% 氢氧化钾和 0.2mol/L 氢氧化钠，溶于 0.02mol/L 盐酸。

2.临床意义：焦磷酸钙结晶与假性痛风有关，可引起急性结晶性关节炎，是焦磷酸酶缺乏所致，引起关节腔无菌性炎症和关节疼痛加重，此病可无软骨钙化表现，又称之为"焦磷酸性关节病"。此类关节炎采用关节灌洗治疗，不需抗生素治疗。（图 7-45～图 7-50）

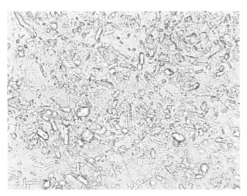

图 7-45　焦磷酸钙结晶，无色透明，折光性强，形态不规则，呈棒状、长条形，菱形或斜方块形，10% 氢氧化钾，未染色，×400

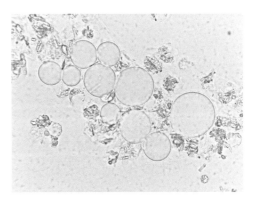

图 7-46　焦磷酸钙结晶伴脂肪滴增多，未染色，×400

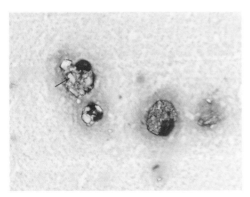

图 7-47　巨噬细胞吞噬焦磷酸钙结晶（箭头所指），胞体大，胞质染蓝色，结晶不着色，呈亮白色，核偏位

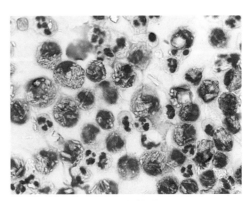

图 7-48　巨噬细胞吞噬焦磷酸钙结晶

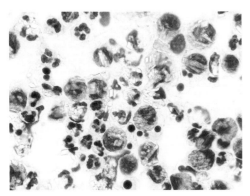

图 7-49　焦磷酸钙结晶，方形、长方形等形态不一

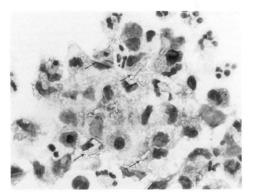

图 7-50　焦磷酸钙结晶（箭头所指），亚甲蓝染色

（三）橙色血质结晶

关节腔积液中出现橙色血质结晶提示陈旧性出血。（图 7-51～图 7-54）

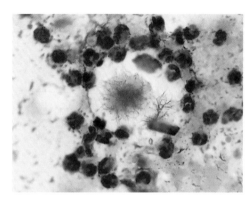

图7-51 橙色血质结晶，绒毛状和菱形块状混合存在

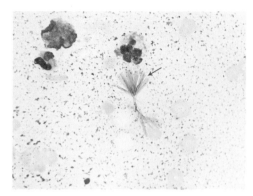

图7-52 橙色血质结晶（箭头所指）

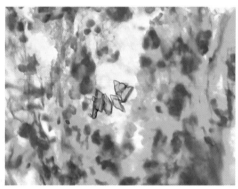

图7-53 橙色血质结晶，形态多样，股骨骨折，亚甲蓝染色

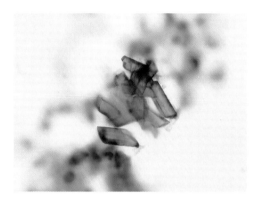

图7-54 橙色血质结晶，亚甲蓝染色

（四）胆固醇结晶

1. 形态特点：胆固醇结晶为无色透明，缺角长方形、方形或多层薄片状，有时在结晶表面可以观察到大小不一的脂肪滴。

2. 临床意义：胆固醇结晶可见于囊肿性积液、类风湿关节炎等。（图7-55、图7-56）

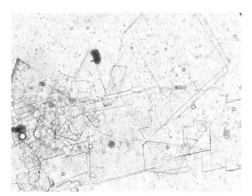

图7-55 胆固醇结晶，未染色，×400

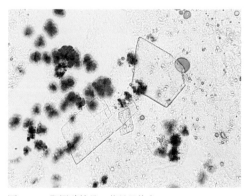

图7-56 胆固醇结晶，苏丹Ⅲ染色，×400

（五）分类不明的丝状物（图 7-57、图 7-58）

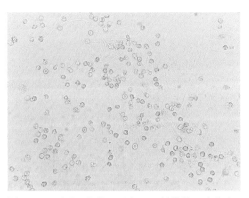
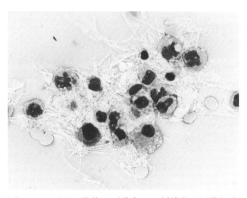

图 7-57　不明丝状物，无色，丝纤维状，未染色，
×400

图 7-58　不明丝状物，不着色，丝纤维状，围绕细胞
相互交错，长短不一细丝状，痛风性关节炎

七、脂肪滴

1. 形态特点：脂肪滴大小不等，呈圆形，凸起感，折光性强。

2. 临床意义：关节腔积液出现大量脂肪滴常见于外伤、结晶损伤、感染等。
（图 7-59、图 7-60）

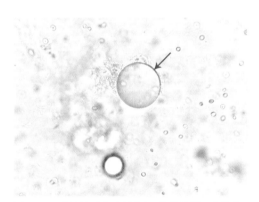
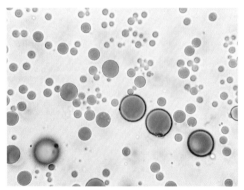

图 7-59　脂肪滴（箭头所指），股骨骨折，未染色，
×400

图 7-60　脂肪滴，球形，呈橘红色，苏丹Ⅲ染色

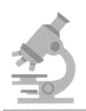

第八章 支气管肺泡灌洗液及痰液细胞图谱

支气管肺泡灌洗液（bronchoalveolar lavage fluid，BALF）是临床医生做常规纤维支气管镜检查气道后，在活检和刷检前做支气管肺泡灌洗取得的。合格的 BALF 要求无血液混入，上皮细胞 <3%，红细胞 <10%；回收率 >40%，如果是下叶或其他肺叶肺段灌洗，回收率 >30%。正常 BALF 有核细胞计数：90～260×10⁶/L；细胞分类计数：肺泡巨噬细胞占 85%～96%、淋巴细胞 6%～15%、中性粒细胞 3%、嗜酸性粒细胞 <1%，鳞状上皮细胞 / 纤毛柱状上皮细胞 5%。病理情况下，可检测到细菌、真菌、寄生虫、尘细胞、含铁血黄素细胞及肿瘤细胞等。

痰液（sputum）是气管、支气管或肺泡的分泌物，由支气管黏膜的腺体和杯状细胞分泌的少量黏液，保持呼吸道黏膜湿润。病理情况下，黏膜充血、水肿，浆液渗出，黏液分泌增多，各种渗出物、吸入的粉尘和组织坏死物混合而成痰液。

BALF 和痰液形态学检查，对呼吸系统炎症、结核、肿瘤等疾病有着重要临床意义，能够为临床诊断、疗效观察和预后判断提供重要依据。本章节图未标注染色方法者均为瑞-吉染色，放大倍数为 1000 倍。

第一节 非恶性细胞

一、红细胞和白细胞

健康人痰液中无红细胞，以上皮细胞为主，中性粒细胞及肺泡巨噬细胞少量；BALF 中红细胞增多主要见于各种原因导致的气管、支气管或肺出血，中性粒细胞增多常见于支气管炎、支气管哮喘、呼吸道化脓性感染和肺吸虫等；淋巴细胞增多主要见于非特异性间质性肺炎、肺结核病、肺结节病、病毒感染等疾病，与免疫紊乱有关；嗜酸性粒细胞增多常见于支气管哮喘、过敏性肺炎、真菌或寄生虫感染等。（图 8-1～图 8-4）

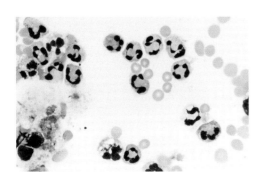

图 8-1　红细胞、中性粒细胞，支气管炎，肺泡灌洗液

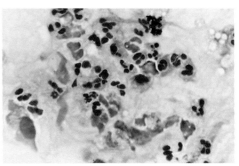

图 8-2　中性粒细胞，肺部感染，肺泡灌洗液，SM 染色

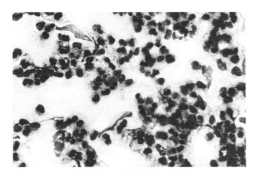

图 8-3　中性粒细胞及黏液絮状物，痰液

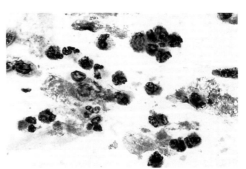

图 8-4　嗜酸性粒细胞，支气管哮喘，肺泡灌洗液

二、上皮细胞

在支气管肺泡灌洗液或痰液中常见的上皮细胞有纤毛柱状上皮细胞、杯状细胞及鳞状上皮细胞，部分病例可见数量不等的肺泡细胞或储备细胞。

（一）纤毛柱状上皮细胞

1. 形态特点：胞体呈长柱形，胞质丰富，一端游离缘宽平表面有较密集成簇的纤毛，胞核偏一侧，呈圆形或椭圆形，染色质呈粗网状，核仁无或较小。

2. 临床意义：纤毛柱状上皮细胞是 BALF 里常见的细胞，一般无临床意义，大量增多并伴有退形性变或核异质改变时，提示气管炎、支气管炎及支气管哮喘等相关疾病。（图 8-5～图 8-8）

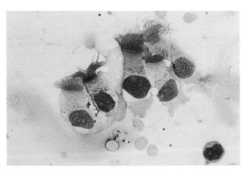

图 8-5　纤毛柱状上皮细胞，长柱形，可见纤毛结构，呈紫红色，肺泡灌洗液

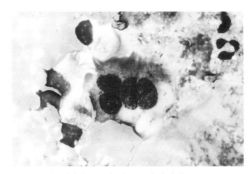

图 8-6　纤毛柱状上皮细胞，肺泡灌洗液

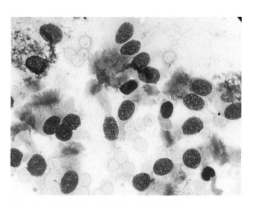 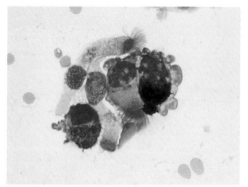

图 8-7 纤毛柱状上皮细胞，肺泡灌洗液　　　图 8-8 纤毛柱状上皮细胞，肺泡灌洗液

（二）杯状细胞

1. 形态特点： 又称分泌型柱状细胞，与纤毛柱状细胞大小类似，无纤毛，上宽下窄，核位于基底端，胞质空泡样，含有较多黏液时，细胞肥大呈杯状。

2. 临床意义： 在呼吸系统慢性炎症时，杯状细胞可明显增多。（图 8-9、图8-10）

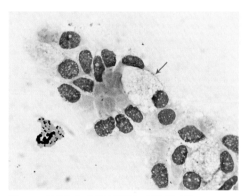 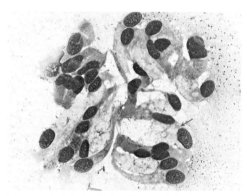

图 8-9 杯状细胞（箭头所指），肺泡灌洗液　　　图 8-10 杯状细胞（箭头所指），肺泡灌洗液

（三）鳞状上皮细胞

1. 形态特点： 鳞状上皮细胞，胞体较大，多不规则形，边缘不齐，胞质丰富，胞核小且固缩，居中或偏位，无核仁。

2. 临床意义： 正常 BALF 无鳞状上皮细胞，一般来自上呼吸道污染。在慢性支气管炎、支气管扩张、肺脓肿、吸烟者或老年人情况下，可出现纤毛柱状上皮细胞被鳞状上皮细胞取代。鳞状细胞化生一般认为是微生物侵犯或机体对外界理化环境变化的一种适应性改变。（图 8-11～图 8-14）

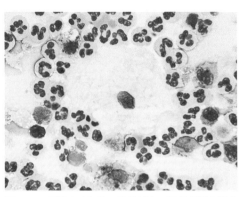

图 8-11　鳞状上皮细胞，胞体巨大，边缘黏附大量中性粒细胞，支气管肺炎，肺泡灌洗液

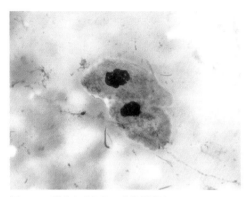

图 8-12　鳞状上皮细胞，肺泡灌洗液

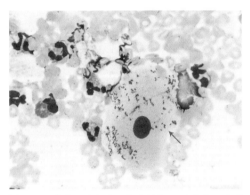

图 8-13　鳞状上皮细胞（箭头所指），胞体大，胞质淡染，染灰蓝色，黏附有细菌，背景可见大量红细胞，肺泡灌洗液

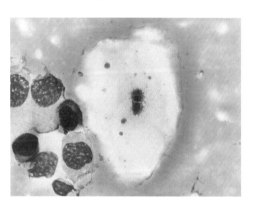

图 8-14　角化鳞状上皮细胞，肺泡灌洗液

三、肺泡细胞

　　胞质量丰富，着色灰蓝，核居中或偏位，散在或成堆脱落。增多可见于病毒性肺炎、肺纤维化以及化学治疗患者。（图 8-15、图 8-16）

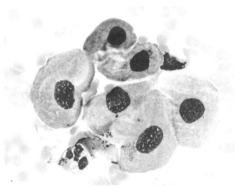

图 8-15　肺泡细胞，胞体大，胞质量丰富，染色质呈粗网状，无核仁，肺泡灌洗液

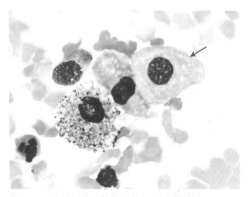

图 8-16　肺泡细胞（箭头所指），肺泡灌洗液

四、肺泡巨噬细胞

1. 形态特点： 肺泡巨噬细胞胞体较大，圆形或类圆形，胞质丰富，灰蓝色，胞核圆形或类圆形，常见单核、双核或多核，染色质疏松，核仁有或无。肺泡巨噬细胞可吞噬细胞、含铁血黄素、脂肪颗粒或异物等。当肺泡巨噬细胞吞噬大量脂类物质，经瑞-吉染色形成大量脂质空泡，称为泡沫细胞，常提示有组织坏死或外来的脂肪侵入（如脂质性肺炎）。

2. 临床意义： 肺泡巨噬细胞主要功能是人体抵抗外来物质的一道重要防线。可以吞噬病毒、细菌、脂质等，具有清扫功能，处理并提呈抗原，产生细胞因子参与人体多种免疫反应，提高自身免疫能力。（图8-17～图8-22）

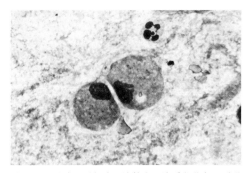

图8-17 肺泡巨噬细胞，胞体大，胞质灰蓝色，吞噬大小不等颗粒，可见空泡，核偏位，染色质疏松，肺部感染，肺泡灌洗液

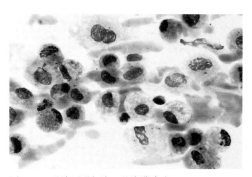

图8-18 肺泡巨噬细胞，肺泡灌洗液

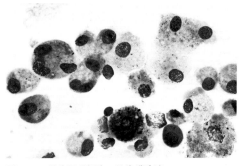

图8-19 肺泡巨噬细胞，肺泡灌洗液，×400

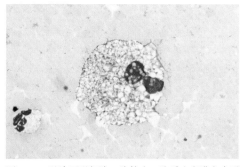

图8-20 肺泡巨噬细胞，胞体大，胞质内充满大小不等的脂质空泡，肺泡灌洗液

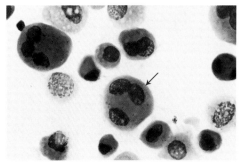

图8-21 多核肺泡巨噬细胞，肺泡灌洗液

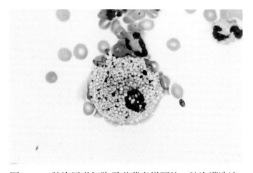

图8-22 肺泡巨噬细胞吞噬碳素样颗粒，肺泡灌洗液

五、含铁血黄素细胞

1. **形态特点**：含铁血黄素细胞是由肺泡巨噬细胞吞噬大量的含铁血黄素颗粒形成的，胞体较大，圆形或类圆形，胞质充满蓝色的含铁血黄素颗粒，胞核圆形或类圆形，常见单核、双核或多核，核仁有或无，铁染色阳性，又称心衰细胞。

2. **临床意义**：含铁血黄素细胞多见于慢性或隐匿性肺泡出血性疾病，如肺含铁血黄素沉着症或弥漫性肺泡损伤、肺出血-肾炎综合征等。（图 8-23、图8-24）

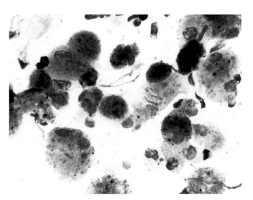

图 8-23　含铁血黄素细胞，肺泡灌洗液

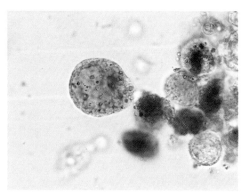

图 8-24　含铁血黄素细胞，细胞内颗粒铁染色呈蓝色，尘细胞未着色，肺泡灌洗液

六、尘细胞

1. **形态特点**：尘细胞胞体大小不等，圆形或椭圆形，胞质内吞噬大量大小不一、棕褐色或黑色的颗粒，可覆盖在胞核上，铁染色阴性。

2. **临床意义**：长期处在粉尘严重的环境下，尘细胞明显增多，也与吸烟等因素相关。（图 8-25～图 8-34）

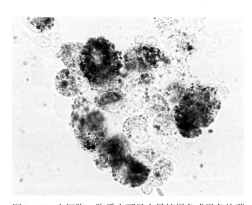

图 8-25　尘细胞，胞质内可见大量棕褐色或黑色的碳素样颗粒，肺泡灌洗液，未染色

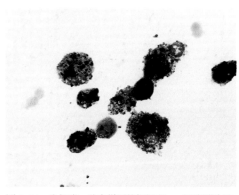

图 8-26　尘细胞，碳素样颗粒粗细不一，肺泡灌洗液

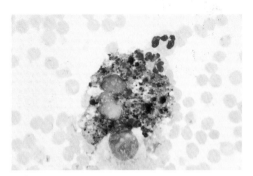

图 8-27　尘细胞，胞体大，胞质充满大小不等、不规则的棕褐色或黑色碳素样颗粒，肺泡灌洗液

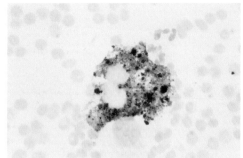

图 8-28　尘细胞，左图经铁染色复染，部分颗粒棕褐色，部分颗粒黑色，肺泡灌洗液，铁染色阴性

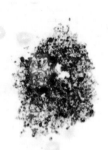

图 8-29　尘细胞，胞质充满大小不等的黑色碳素样颗粒，胞核偏位，肺泡灌洗液

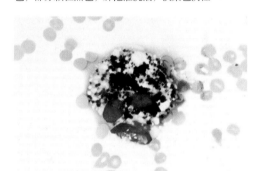

图 8-30　尘细胞，颗粒粗大、黑色，肺泡灌洗液

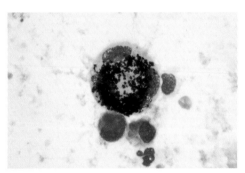

图 8-31　尘细胞，胞质内充满黑色的碳素样颗粒，肺泡灌洗液

图 8-32　尘细胞，颜色不同的异物和颗粒（箭头所指），肺尘埃沉着病（油漆工），肺泡灌洗液

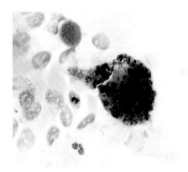

图 8-33　尘细胞，吞噬黑色碳素样颗粒，肺部感染，肺泡灌洗液，铁染色阴性

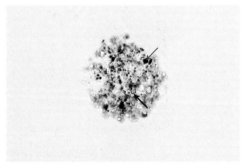

图 8-34　尘细胞，吞噬碳素样颗粒（红箭所指）和白色、黄色的结晶（黑箭所指），肺泡灌洗液，苏丹Ⅲ染色阴性

七、核异质细胞

核异质又称上皮细胞不典型增生，根据细胞特点可分为轻度核异质、中度核异质和重度核异质。部分中、重度核异质细胞较难与不典型肿瘤细胞鉴别，需结合临床及其他相关检查综合分析，进一步判断和明确。（图 8-35～图 8-38）

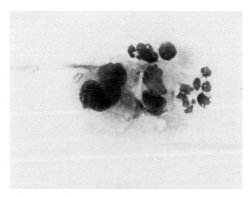

图 8-35　轻度核异质细胞，胞体轻度增大，双核，肺泡灌洗液

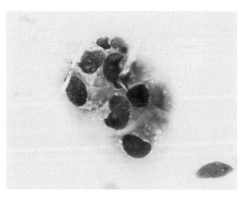

图 8-36　轻度核异质改变的纤毛上皮细胞，肺泡灌洗液

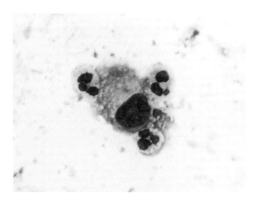

图 8-37　中度核异质细胞，胞体较大，胞质丰富，染灰蓝色，可见少许颗粒，胞核中度增大，染色质细致，核仁隐约可见，肺泡灌洗液

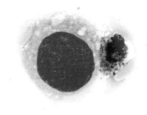

图 8-38　重度核异质细胞，胞体较大，胞质丰富，染灰蓝色，胞核大，核质比高，染色质粗呈块状，核仁隐约可见，肺泡灌洗液

第二节　非细胞有形成分

一、细菌

多种病原菌均可导致肺部感染，若肺泡灌洗液中发现细菌，需结合细菌培养鉴定致病菌。（图 8-39～图 8-44）

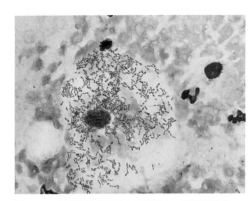

图8-39 细菌黏附在鳞状上皮细胞上，肺泡灌洗液

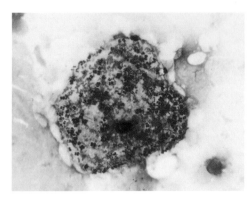

图8-40 细菌，肺泡灌洗液

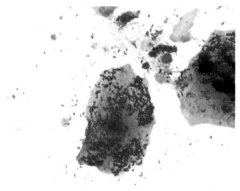

图8-41 鳞状上皮细胞黏附细菌，肺泡灌洗液，革兰染色

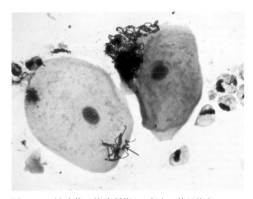

图8-42 链球菌（箭头所指），痰液，革兰染色

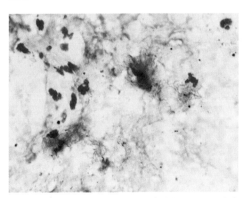

图8-43 抗酸杆菌，肺结核，抗酸染色阳性，肺泡灌洗液

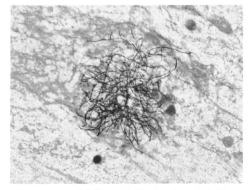

图8-44 星形诺卡菌，弱抗酸染色阳性，痰液（郑立恒 供图）

二、真菌

BALF 或痰液中发现真菌和菌丝，常见于肺部真菌感染、免疫缺陷或危重症患者，包括隐球菌病、曲霉菌病、念珠菌病及肺孢子菌肺炎；地方性真菌病包括组织胞浆菌病、孢子丝菌病、芽生菌病和球孢子菌病；也见于广谱抗生素和激素过量使用、糖尿病、白血病、肿瘤和白细胞减少等疾病所致严重免疫功能低下患者。（图8-45～图8-52）

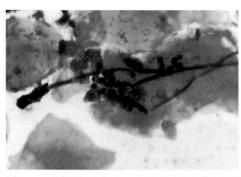

图 8-45　真菌菌丝和孢子，可见出芽孢子和藕节样假菌丝，肺泡灌洗液，革兰染色

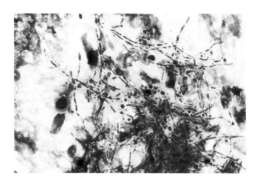

图 8-46　真菌菌丝和孢子，肺泡灌洗液，瑞氏染色

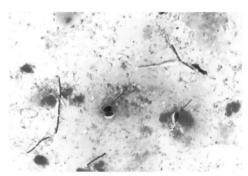

图 8-47　真菌（箭头所指），肺泡灌洗液，革兰染色

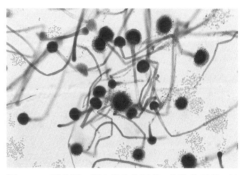

图 8-48　烟曲霉，粗大分生孢梗茎，烧瓶状顶囊，肺曲霉菌病，痰液，乳酸酚棉蓝染色，×1000

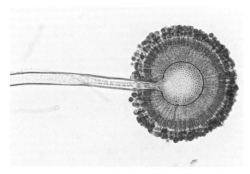

图 8-49　黑曲霉，分生孢子梗壁光滑，分生孢子头辐射状，顶囊近球形，小梗双层，分生孢子球形，肺曲霉菌病，痰液，乳酸酚棉蓝染色，×400（冯长海　供图）

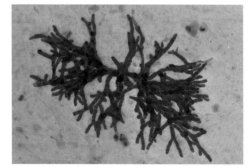

图 8-50　黄曲霉，有隔菌丝，菌丝呈 45°二叉分枝，痰液，革兰染色（陈东科　供图）

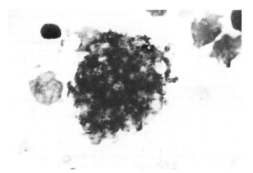

图 8-51　耶氏肺孢子菌，肺孢子菌肺炎，肺泡灌洗液

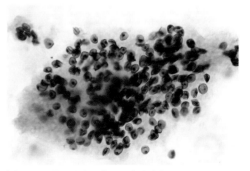

图 8-52　耶氏肺孢子菌，肺泡灌洗液，六胺银染色

三、结晶

胆固醇结晶为无色透明，缺角长方形、方形，多层薄片状结晶，增多见于肺脓肿、肺结核、脓胸、肺肿瘤等。胆红素结晶为金黄色或橙黄色，形态有针束状、团块状、菊花样、柴捆状或颗粒状，主要见于肺脓肿等疾病。（图8-53、图8-54）

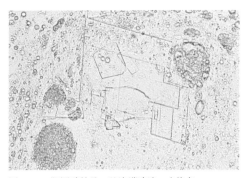

图8-53 胆固醇结晶，肺泡灌洗液，未染色

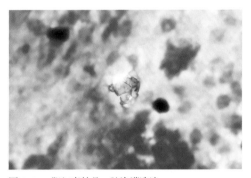

图8-54 胆红素结晶，肺泡灌洗液

第三节 肿瘤细胞（图8-55～图8-66）

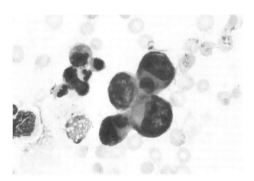

图8-55 肿瘤细胞，胞体大小不一，胞质强嗜碱性，核质比明显增高，核仁大而明显，数目多个，肺癌，肺泡灌洗液

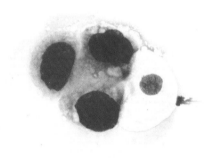

图8-56 肿瘤细胞，成片脱落，胞质边界不清，胞核大，核质比高，肺癌，肺泡灌洗液

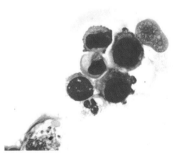

图8-57 肿瘤细胞，胞体大小不一，胞质强嗜碱性，边缘有瘤状突起，胞核畸形，核仁明显，肺癌，肺泡灌洗液

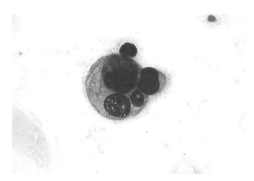

图8-58 肿瘤细胞，肺癌，肺泡灌洗液

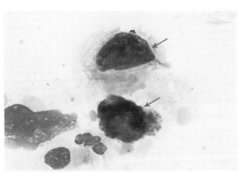

图 8-59　肿瘤细胞（箭头所指），胞体大，形态不规则，胞核大，核质比高，肺癌，肺泡灌洗液

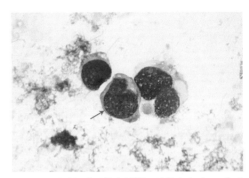

图 8-60　肿瘤细胞（箭头所指），胞体大小不一，胞质量少，核质比高，小细胞肺癌，肺泡灌洗液

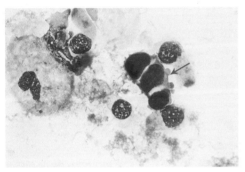

图 8-61　肿瘤细胞（箭头所指），呈站队样排列，肺泡灌洗液

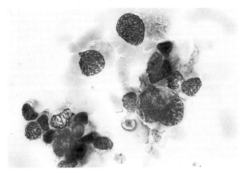

图 8-62　鳞癌细胞，胞体不规则，胞质较薄，胞核大，核仁明显，肺泡灌洗液

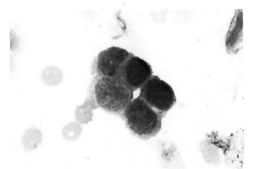

图 8-63　小细胞癌细胞，肺泡灌洗液

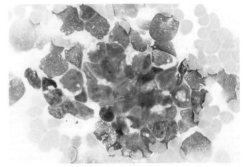

图 8-64　小细胞癌细胞，部分细胞裸核样改变，肺泡灌洗液

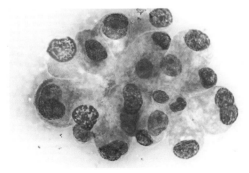

图 8-65　腺癌细胞，细胞成团脱落，肺泡灌洗液

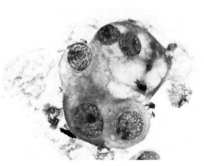

图 8-66　腺癌细胞，肺泡灌洗液

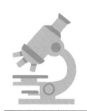

第九章　胃液、呕吐物及胆汁细胞图谱

第一节　胃液、呕吐物细胞图

胃液是由胃黏膜分泌细胞分泌的液体，包括水、电解质、脂类、蛋白质和多肽激素等；呕吐物是胃内容物或胆汁、小肠内容物反流至口腔排出体外的物质。通过对胃液、呕吐物有形成分分析，能够辅助诊断和鉴别诊断食管、胃部相关疾病。本章节图未标注染色方法者均为瑞-吉染色，放大倍数为1000倍。

（一）红细胞

正常胃液里没有红细胞，少量出现提示插管导致的食管或胃黏膜损伤，大量出现提示胃部炎症、溃疡、糜烂或肿瘤等疾病。（图9-1、图9-2）

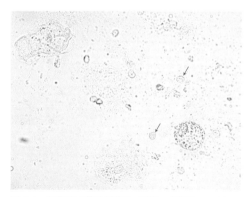

图9-1　红细胞（箭头所指），胃液，未染色，×400

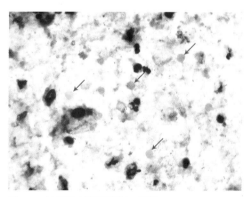

图9-2　红细胞（箭头所指），胃液

（二）白细胞

正常胃液里可见少量白细胞，为 $100\sim1000\times10^6$/L，以中性粒细胞为主。胃黏膜炎性病变时，白细胞数量可明显增高；此外，鼻咽部或呼吸道内的白细胞、鳞状上皮细胞或细菌也可咽入胃内。（图9-3、图9-4）

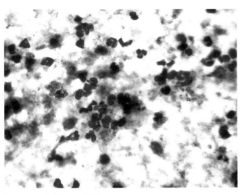

图 9-3　白细胞，胃液

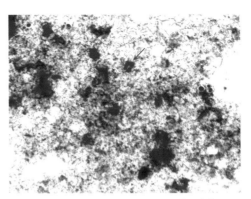

图 9-4　白细胞（箭头所指），伴大量细菌、真菌孢子，呕吐物

（三）巨噬细胞（图 9-5、图 9-6）

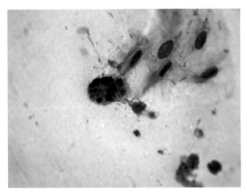

图 9-5　吞噬棕黄色颗粒的巨噬细胞，特发性肺含铁血黄素沉着症，胃液

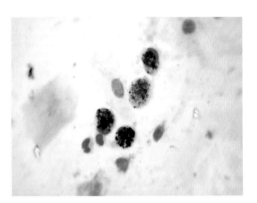

图 9-6　吞噬含铁血黄素颗粒的巨噬细胞，胃液，铁染色阳性

（四）鳞状上皮细胞（图 9-7～图 9-10）

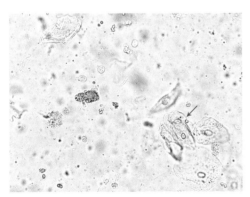

图 9-7　鳞状上皮细胞（箭头所指），胃液，未染色，×400

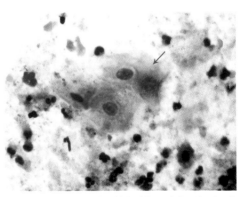

图 9-8　鳞状上皮细胞（箭头所指），胞体不规则，胞质丰富，胞核椭圆形，胃液

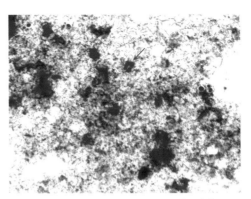

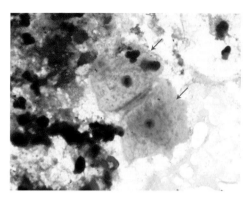

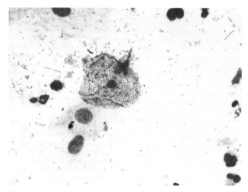

图 9-9　鳞状上皮细胞（箭头所指），胞体多边形，胞质粉红色，胞核固缩紫红色，胃液，革兰染色

图 9-10　鳞状上皮细胞黏附大量细菌，胃液

（五）细菌和真菌

　　胃低 pH 环境和胃的快速蠕动可以抑制细菌的繁殖。幽门螺杆菌为常见的致病菌，还可见乳酸菌、链球菌、葡萄球菌以及肠杆菌等。胃液中出现酵母菌，排除食源性，多见于消化性溃疡、幽门梗阻或肥大性胃炎等引起的食物潴留；胃液中找到结核分枝杆菌可见于胃结核和肺结核患者；在胃液中发现幽门螺杆菌与溃疡病、胃炎等有关。（图 9-11～图 9-14）

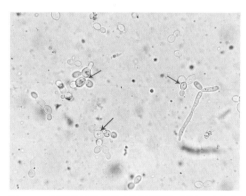

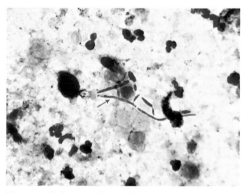

图 9-11　真菌孢子及菌丝（箭头所指），胃液，未染色

图 9-12　真菌孢子及菌丝（箭头所指），胃液

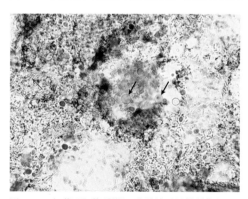

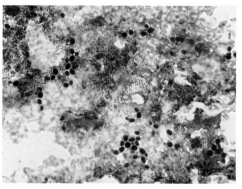

图 9-13　细菌（红箭所指），脂肪滴（黑箭所指），呕吐物

图 9-14　真菌孢子、细菌，胆管癌伴出血，呕吐物，革兰染色

（六）胃黏膜细胞

胃黏膜是胃内表面一层黏膜，当胃黏膜受损伤时，如胃部炎症、胃溃疡、肿瘤或机械性损伤可使胃黏膜脱落至胃液中。（图9-15～图9-18）

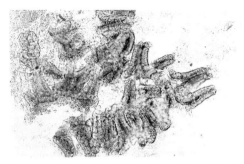

图9-15　胃黏膜，表面有纵横交错的浅沟，未染色，×100

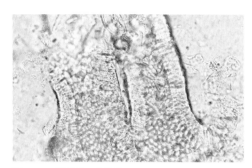

图9-16　胃黏膜，未染色，×400

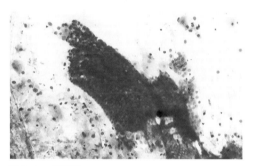

图9-17　胃黏膜，×400

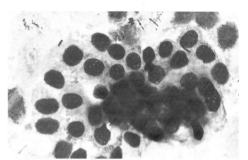

图9-18　胃黏膜上皮细胞

（七）肿瘤细胞

胃液中的肿瘤细胞可成团、成堆或散在分布，该类细胞大小不等，因消化液影响，结构不清，但胃镜灌洗涂片细胞结构清晰，胞核大，易见偏位，呈印戒样改变，核仁明显，不同种类的肿瘤细胞各有特点，当发现这类异型细胞时，需结合其他检查进一步明确。（图9-19、图9-20）

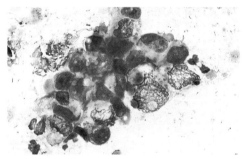

图9-19　肿瘤细胞，胞体大，胞质嗜碱性，胞核大小不一，可见偏位，核染色质细致，核仁大而明显，胃液

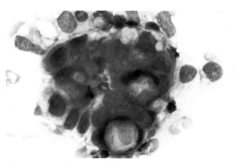

图9-20　肿瘤细胞，聚集成团，胞质边界不清，核质紊乱，胃液

（八）其他

受饮食的影响，胃液或呕吐物中可见各种各样的食物残渣、淀粉颗粒及脂肪滴等。（图 9-21、图 9-22）

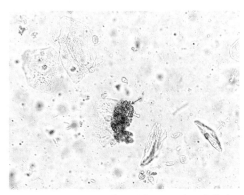

图 9-21 食物残渣（箭头所指），胃液，未染色，×400

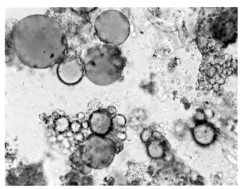

图 9-22 脂肪滴，苏丹Ⅲ染色呈橘红色，呕吐物，×400

第二节 胆汁细胞图

胆汁是由肝细胞分泌的分泌液。胆囊具有浓缩和储存胆汁的作用，通过对胆汁的细胞学检查可以对肝胆等消化系统相关疾病诊断提供帮助。

（一）红细胞、白细胞

正常情况下胆汁中无红细胞，少量见于插管损伤，大量出现见于消化道炎症、溃疡、胆结石和肿瘤等。白细胞 <10 个 /HPF，白细胞增多见于十二指肠炎和胆道炎症等疾病。（图 9-23～图 9-26）

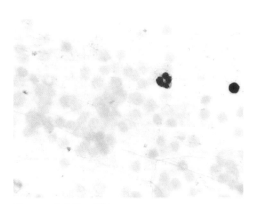

图 9-23 红细胞，胆汁

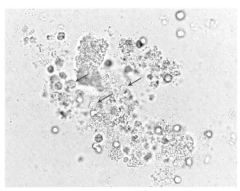

图 9-24 白细胞（箭头所指），胆汁，未染色，×400

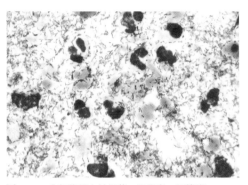

图9-25 白细胞伴大量细菌，胆囊炎，胆管液

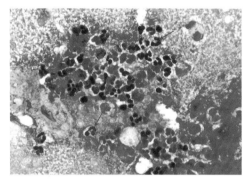

图9-26 白细胞（箭头所指），伴大量革兰阴性球菌，胆管液，革兰染色

（二）上皮细胞

1. **形态特点**：柱状上皮细胞为长柱形，成片脱落的细胞呈栅栏样排列，胞质丰富，边缘有微绒毛，胞核偏位，染色质致密；脱落的上皮细胞受胆汁环境的影响，细胞形态可发生不同程度的变化。

2. **临床意义**：胆囊上皮细胞与胆囊功能密切相关，其功能异常是胆囊炎症、肿瘤、结石等多种胆囊疾病发生的重要环节。（图9-27～图9-36）

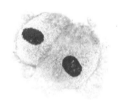

图9-27 柱状上皮细胞，长圆柱形，平行成排，胞质嗜碱性，可见紫红色颗粒，胞核椭圆形，无核仁，胆结石，胆汁

图9-28 柱状上皮细胞，胞体立方形，胞质丰富，泡沫感，嗜碱性，胞核椭圆形，无核仁，肝外胆管结石，胆汁

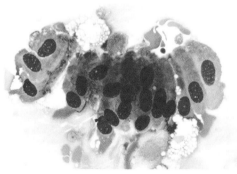

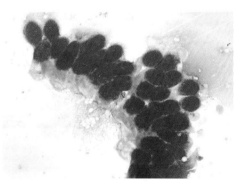

图9-29 柱状上皮细胞，呈栅栏状排列，胞质着色均匀，细胞一端有紫红色粗颗粒，胞核椭圆形染紫红色，胆汁

图9-30 柱状上皮细胞，细胞细长，高柱状，胞质丰富，嗜碱性，胞核椭圆形，位于细胞一侧，无核仁，胆汁

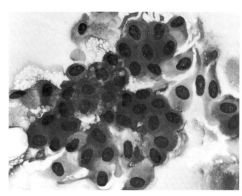

图 9-31　柱状上皮细胞，成片脱落，胆汁

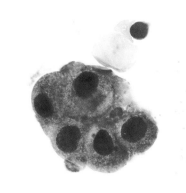

图 9-32　上皮细胞，胆结石，胆汁

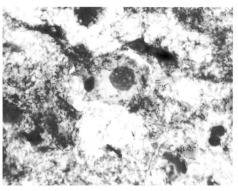

图 9-33　上皮细胞，可见大量细菌，胆囊结石，胆囊液

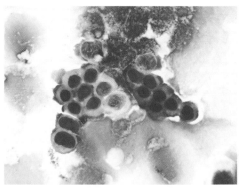

图 9-34　上皮细胞，成片分布，胞体类圆形，胞质嗜碱性，染色质致密，无核仁，胆汁

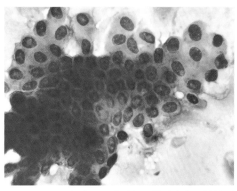

图 9-35　上皮细胞，成片脱落，排列有序，核椭圆形，大小一致，胆管结石，胆汁

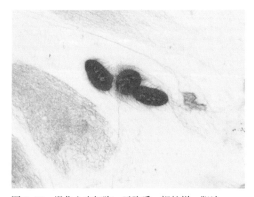

图 9-36　退化上皮细胞，无胞质，裸核样，胆汁

（三）巨噬细胞

巨噬细胞来源于血液中的单核细胞，主要起吞噬和清扫作用，可见吞噬细菌、真菌、结晶、细胞和细胞碎片等物质。（图 9-37～图 9-40）

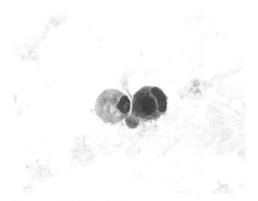

图9-37 巨噬细胞，胆汁

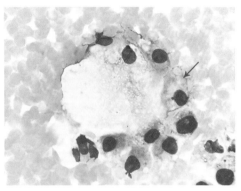

图9-38 巨噬细胞（箭头所指），细胞体积大小不等，背景可见大量的红细胞，肝内胆管结石，胆管液

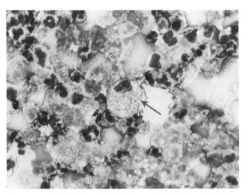

图9-39 泡沫细胞（箭头所指），胞质丰富，泡沫状，胞核偏位，无核仁，胆汁

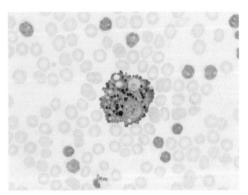

图9-40 巨噬细胞吞噬大量含铁血黄素颗粒，呈蓝色颗粒，胆汁，铁染色阳性

（四）结晶

胆汁中可以见到多种结晶，若胆汁淤积，有形成结石的风险，胆汁中常见的结晶有胆固醇结晶、亮氨酸结晶和胆红素结晶，不同种类结晶也可同时出现。（图9-41～图9-48）

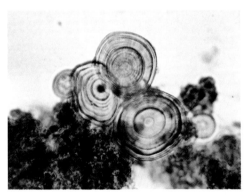

图9-41 亮氨酸结晶，未染色，×400

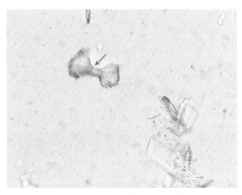

图9-42 胆固醇结晶，伴磷酸钙结晶（箭头所指），胆汁，未染色，×400

图 9-43　胆固醇结晶，被染液中的乙醇溶解，可见结晶轮廓，胆汁

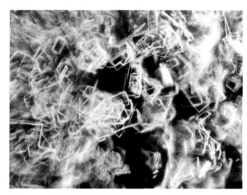

图 9-44　胆固醇结晶，胆囊结石，胆囊液，未染色（暗视野）

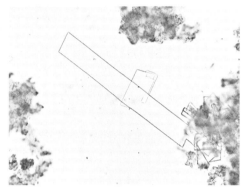

图 9-45　胆固醇结晶，胆结石患者，胆汁，未染色

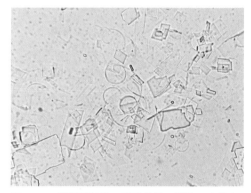

图 9-46　胆固醇结晶，形态各异，胆汁，未染色，×1000

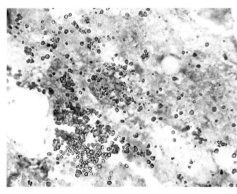

图 9-47　胆红素结晶，胆汁

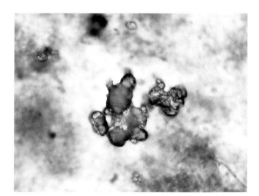

图 9-48　胆红素结晶，胆汁

（五）病原微生物

胆汁中可以发现各种细菌、真菌和寄生虫，胆道感染是临床常见的感染性疾病，不但易反复发作，影响患者生活质量，还能够引发败血症或中毒性休克，甚至继发多器官功能衰竭而导致患者死亡。及时合理的经验性用药对控制感染，争取最佳手术时机，以及减少术后继发感染都至关重要。对胆汁进行培养和涂片检查可辅助临床对感染性疾病的诊断和用药提供依据。（图 9-49～图 9-54）

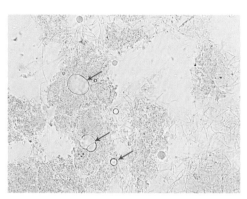

图 9-49 细菌，可见脂肪滴（箭头所指），胆囊炎患者，胆汁，未染色，×400

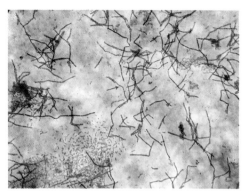

图 9-50 杆菌（箭头所指），胆汁

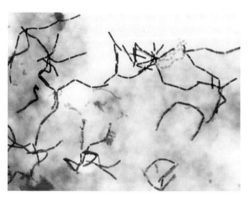

图 9-51 杆菌，革兰阳性杆菌，胆汁，革兰染色

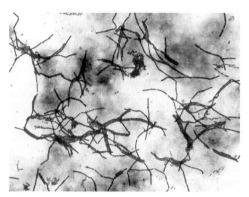

图 9-52 杆菌，染紫色，胆汁，刘氏染色

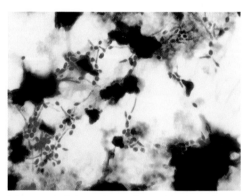

图 9-53 真菌孢子及菌丝，背景中弥漫着金黄色胆汁颗粒，胆管结石伴胆囊炎患者，胆汁

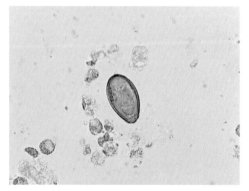

图 9-54 肝吸虫卵，形似芝麻粒或瓜子状，前端窄，有一小盖，卵壳厚，后端钝圆，有一结节样突起，卵内有一毛蚴，肝吸虫病，胆汁，未染色，×1000

（六）肿瘤细胞

胆汁中的肿瘤细胞可成团、成堆或散在分布，有粘性，有时因胆汁消化，结构不清，该类细胞大小不等，形态不规则，胞质多少不一，可见分泌泡，部分细胞胞核大，核仁不明显，不同种类的肿瘤细胞各有特点，当发现这类异型细胞时，需结合其他检查进一步明确。（图 9-55～图 9-60）

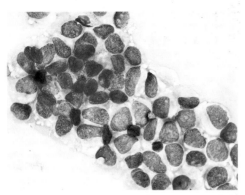

图 9-55　肿瘤细胞，成堆分布，核质比高，染色质疏松，可见核仁，胆总管癌，胆汁

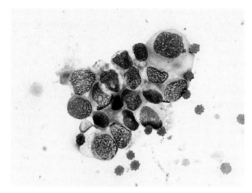

图 9-56　肿瘤细胞，胆汁

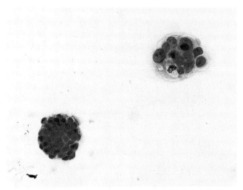

图 9-57　肿瘤细胞（右上），细胞成团，排列紊乱；胆管上皮细胞（左下），成片分布，胞核小，排列整齐，胆汁

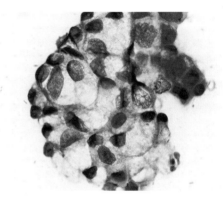

图 9-58　胆管腺癌细胞，成团分布，浆界不清，可见分泌泡，胆汁

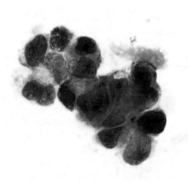

图 9-59　肿瘤细胞，胞体大，胞核大，核质比增高，胆汁

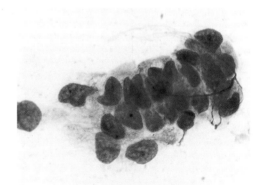

图 9-60　肿瘤细胞，胞核大，核质比高，胆汁

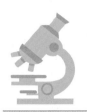

第十章　其他体液细胞图谱

细针穿刺是对机体可疑病灶部位进行穿刺取材，通过制片和染色技术，结合形态学来确定病变部位的性质，主要用于肿瘤的诊断，对非肿瘤的诊断也有一定价值。本章节图未标注染色方法者均为瑞-吉染色，放大倍数为 1000 倍。

第一节　乳腺细针穿刺液

乳腺细针穿刺检查操作简便，创伤性小，经济又快速，主要用于乳腺良恶性病变的判断。

一、正常乳腺细胞

1.**乳腺导管上皮细胞**：多成片、成堆分布，呈蜂窝状，核呈圆形或卵圆形，形态规则，大小较一致，染色质细颗粒状，多不见核仁，染灰蓝或灰红色，可见空泡。多见于乳腺增生症、导管内导管乳头状瘤和导管扩张等。

2.**顶泌细胞（大汗腺化生细胞）**：成片或散在分布，胞体规则，胞质丰富、呈细颗粒状，胞核圆形，胞核小或中等，可见小核仁。顶泌细胞常见于一些良性病变，如乳腺增生症、导管上皮增生症、导管扩张、导管内乳头状瘤、乳腺慢性炎症等。顶泌细胞出现核异质改变时，要与大汗腺化生性癌细胞鉴别。

3.**泡沫细胞**：散在或成团分布，胞体大小不等，圆形、椭圆形或不规则形，胞质丰富，含大量的脂质空泡，呈泡沫状，也可见吞噬色素颗粒。多见于妊娠或哺乳期（大量），慢性乳腺炎，导管扩张症，导管内乳头状瘤和乳腺增生症等。

4.**肌上皮细胞**：又称双极裸核细胞，该类细胞体积小，与红细胞大小相似，胞质量少，胞核圆形或杆状，染色质呈粗颗粒状。该类细胞体积缩小，但容易误认为是肿瘤细胞，所以在观察细胞形态时，注意区别。

二、其他细胞及有形成分

1.**炎症细胞**：乳腺炎症时中性粒细胞、淋巴细胞、巨噬细胞、浆细胞、组织细胞和类上皮细胞等可有不同程度的增多。急性乳腺炎常以中性粒细胞和脓细胞为主，可见大量坏死颗粒，有时伴有巨噬细胞、红细胞及泡沫细胞出现，有时还可见多核巨细胞；慢性炎症以淋巴细胞为主；结核性乳腺炎时可见类上皮细胞及淋巴细胞浸润。

2.**肿瘤细胞**：乳腺癌是女性最常见的恶性肿瘤之一，占女性肿瘤的第二位，乳腺恶性肿瘤有导管癌、髓样癌、黏液癌、小叶癌等，其中导管癌是乳腺最常见的恶性肿瘤。

3.**结晶及脂肪滴**：在一些乳腺炎症或囊性病变时，在穿刺液中除细胞成分外，还可见到橙色血质结晶或胆固醇结晶；脂肪坏死时可见大量泡沫细胞、巨噬细胞及少量上皮细胞，还可见数量不等的脂肪滴。（图10-1～图10-20）

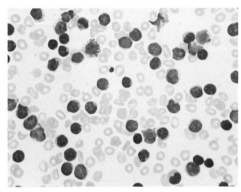

图10-1 淋巴细胞，乳腺穿刺液

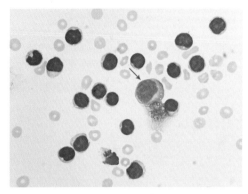

图10-2 反应性淋巴细胞（箭头所指），胞体增大，胞质嗜碱性强，核周淡染，胞核增大，染色质粗，核仁模糊不清，乳腺穿刺液

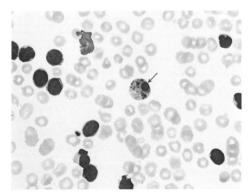

图10-3 凋亡细胞（箭头所指），胞体增大，胞质可见少许空泡，胞核固缩，碎裂成大小不等的凋亡小体，乳腺穿刺液

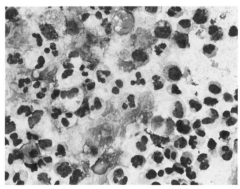

图10-4 中性粒细胞明显增多，乳腺穿刺液

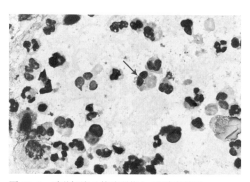

图 10-5　吞噬细胞（箭头所指），乳腺穿刺液

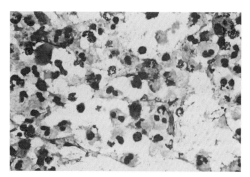

图 10-6　中性粒细胞，伴革兰阴性球菌，乳腺穿刺液，革兰染色

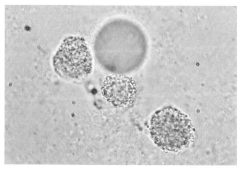

图 10-7　脂肪颗粒细胞，胞质内的颗粒折光性强，乳腺穿刺液，未染色

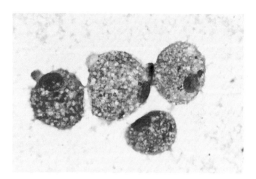

图 10-8　泡沫细胞，瑞-吉染色后胞质内的脂肪颗粒溶解形成小的空泡，乳腺穿刺液

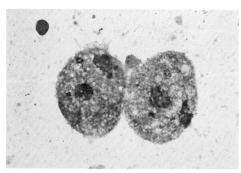

图 10-9　泡沫细胞，胞体大，胞质泡沫状，可见大小不一的颗粒，胞核小，乳腺穿刺液

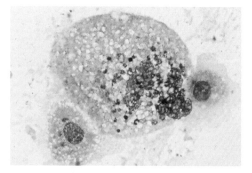

图 10-10　泡沫细胞，乳腺穿刺液

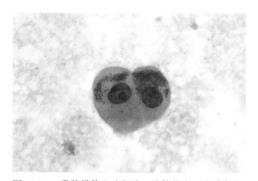

图 10-11　乳腺导管上皮细胞，胞体偏大，胞质丰富，核仁明显，乳腺穿刺液

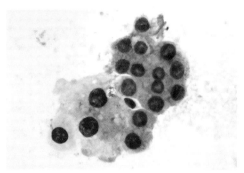

图 10-12　乳腺导管上皮细胞，成片脱落，乳腺穿刺液

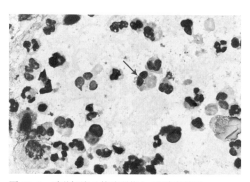

体液细胞学图谱

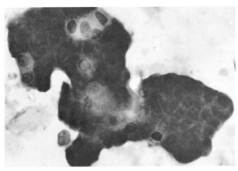

图 10-13　乳腺导管上皮细胞，成片脱落，细胞紧密排列，胞核大小一致，乳腺穿刺液

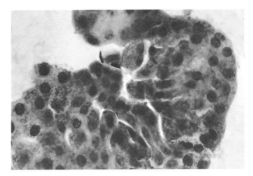

图 10-14　乳腺导管上皮细胞，细胞成片，胞质内可见细小颗粒，胞核规整，大小一致，乳腺穿刺液

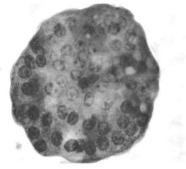

图 10-15　乳腺导管上皮细胞，成团脱落，乳腺穿刺液

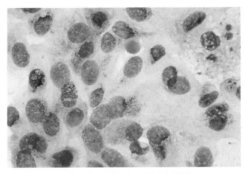

图 10-16　乳腺导管上皮细胞，乳腺穿刺液

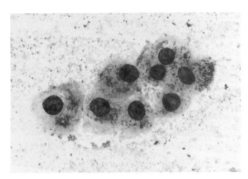

图 10-17　乳腺导管上皮细胞，胞体大小不等，胞质丰富，可见少量颗粒，胞核类圆形，染色质分布均匀，核仁小或不明显，乳腺穿刺液

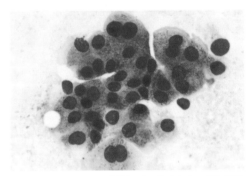

图 10-18　顶泌细胞，胞体规则，胞质丰富、呈细颗粒状，胞核圆形，胞核小或中等，可见小核仁，乳腺穿刺液

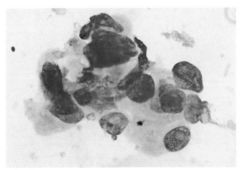

图 10-19　肿瘤细胞，胞体大小不一，胞核大，核仁大而明显，浸润性导管癌患者，乳腺穿刺液

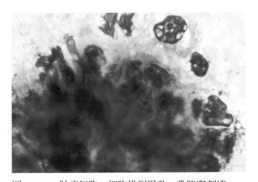

图 10-20　肿瘤细胞，细胞排列混乱，乳腺穿刺液

第二节　淋巴结细针穿刺

常见的浅表肿大的淋巴结可见于颈部、锁骨上及腹股沟等部位，进行细针穿刺浅表淋巴结有形成分检查，主要诊断慢性淋巴结炎、增生性淋巴结炎、结核性淋巴结炎、淋巴瘤、淋巴结转移性癌等疾病。（图10-21～图10-36）

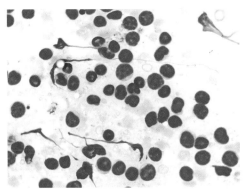

图 10-21　成熟淋巴细胞为主，慢性淋巴结炎，淋巴结细针穿刺

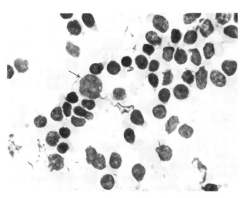

图 10-22　幼稚淋巴细胞（箭头所指），慢性淋巴结炎，淋巴结细针穿刺

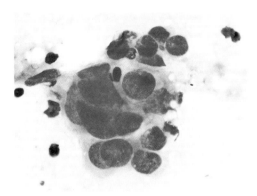

图 10-23　鳞癌细胞，细胞异型性明显，鳞癌转移患者，颈部淋巴结细针穿刺

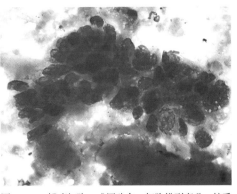

图 10-24　鳞癌细胞，成团分布，细胞排列紊乱，核质比高，染色质粗糙，核仁可见，鳞癌，颈部淋巴结细针穿刺

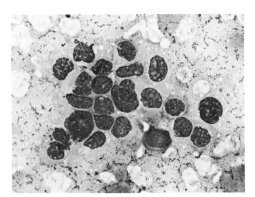

图 10-25　高分化鳞癌细胞，成堆分布，胞质量少，胞核大、畸形，染色质粗糙，核仁明显，高分化鳞癌转移患者，颈部淋巴结细针穿刺

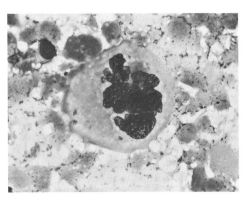

图 10-26　高分化鳞癌细胞，胞体巨大，胞核畸形，颈部淋巴结细针穿刺

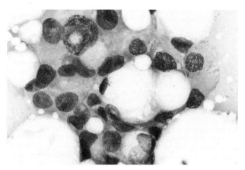

图 10-27　肿瘤细胞，成团分布，胞体大小不一，可见分泌泡，肺癌转移患者，颈部淋巴结细针穿刺

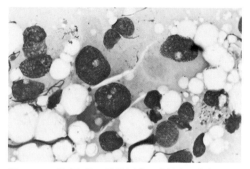

图 10-28　肿瘤细胞，胞体巨大，胞核大，核仁明显，颈部淋巴结细针穿刺

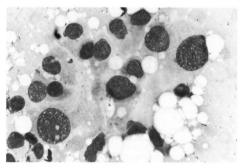

图 10-29　肿瘤细胞，细胞异型性明显，肺癌转移患者，颈部淋巴结细针穿刺

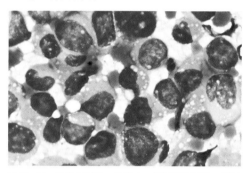

图 10-30　淋巴瘤细胞，胞体大，胞质强嗜碱性，可见小空泡，染色质致密，核仁明显，淋巴瘤患者，颈部淋巴结细针穿刺

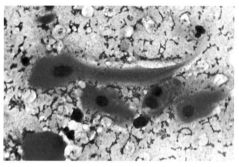

图 10-31　恶性肿瘤细胞，形态各异，呈梭形、纤维状或不规则形，胞质呈蓝色毛玻璃样，胞核固缩，阴茎癌转移患者，腹股沟淋巴结细针穿刺

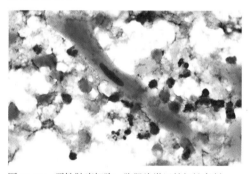

图 10-32　恶性肿瘤细胞，腹股沟淋巴结细针穿刺

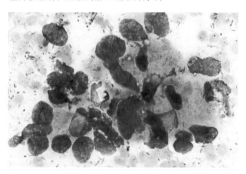

图 10-33　恶性肿瘤细胞，胞体畸形，呈裸核样，阴茎癌转移患者，腹股沟淋巴结细针穿刺

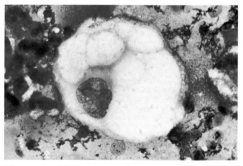

图 10-34　恶性肿瘤细胞，胞体巨大，可见大分泌腔，阴茎癌转移患者，腹股沟淋巴结细针穿刺

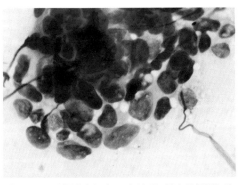

图 10-35　恶性肿瘤细胞，可见细胞成团或镶嵌排列，核质比高，染色质细致，小细胞癌转移患者，颈部淋巴结细针穿刺

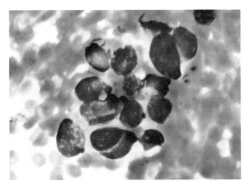

图 10-36　恶性肿瘤细胞，颈部淋巴结细针穿刺

第三节　甲状腺细针穿刺液

对甲状腺功能正常的甲状腺结节患者，细针穿刺（FNA）细胞学检查起重要作用。细针穿刺检查可以减少良性结节患者不必要的手术，并能恰当地鉴别分检出恶性结节患者，使其得以及时治疗。（图 10-37～图 10-48）

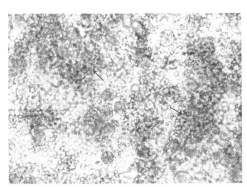

图 10-37　红细胞聚集（箭头所指），甲状腺穿刺物，未染色，×200

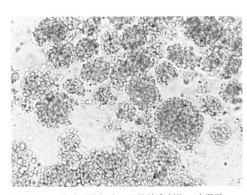

图 10-38　脂肪颗粒细胞，甲状腺穿刺物，冰醋酸

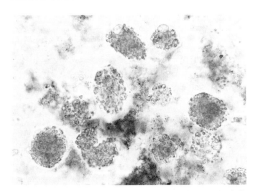

图 10-39　脂肪颗粒细胞，苏丹Ⅲ染色阳性，甲状腺穿刺物

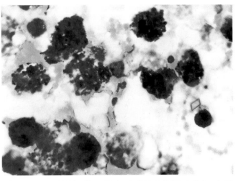

图 10-40　吞噬细胞，胞质吞噬蓝色颗粒和胆红素结晶，甲状腺穿刺物

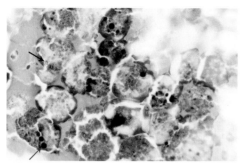

图 10-41　吞噬细胞，吞噬的含铁血黄素颗粒呈蓝色（红箭所指）、橙色血质结晶（黑箭所指），铁染色阳性，甲状腺穿刺物

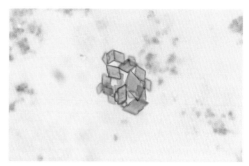

图 10-42　橙色血质结晶，金黄色，菱形或块状，甲状腺穿刺物，亚甲蓝染色

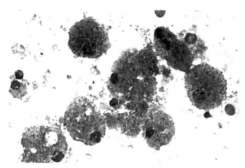

图 10-43　吞噬细胞，吞噬大量的蓝色颗粒，甲状腺穿刺物

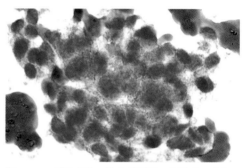

图 10-44　滤泡细胞，胞体呈圆形、卵圆形，形态一致，胞质内含有染蓝绿色颗粒，染色质呈细颗粒样，良性滤泡结节，甲状腺穿刺物

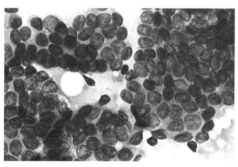

图 10-45　肿瘤细胞，三维结构乳突状排列，胞核增大、重叠，有核沟，核呈多形性，甲状腺乳头状癌，甲状腺穿刺物

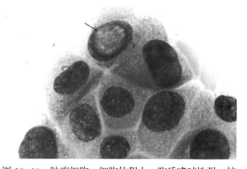

图 10-46　肿瘤细胞，细胞体积大，胞质嗜碱性强，核内假包涵体（箭头所指），细胞核增大，核仁大，甲状腺乳头状癌，甲状腺穿刺物

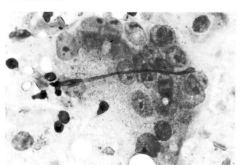

图 10-47　甲状腺髓样癌，甲状腺肿物穿刺

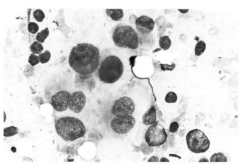

图 10-48　甲状腺髓样癌，甲状腺肿物穿刺

第四节 羊水穿刺液

羊水是羊膜腔内的液体，由母体与胎儿共同产生。羊水的量和成分随孕周不同而有所变化，妊娠早期，羊水主要是母体血浆通过胎膜进入羊膜腔，少量从胎盘表面和脐带表面渗出，当胎儿血循环形成后，胎儿体内水分和小分子物质可经尚未角化的胎儿皮肤渗出至羊膜腔；妊娠中期，胎儿排出的尿液是羊水的重要来源；足月妊娠时，羊水包含胎脂、胎儿脱落上皮组织、胎粪、毳毛、毛发、少量白细胞等，乳白色清晰或略浑浊。通过羊水细胞学检查和成分分析可以了解胎儿成熟程度、健康状况、胎盘功能和羊膜腔内感染情况。

羊水脂肪细胞是胎儿汗腺或皮脂腺脱落的细胞，随胎儿皮脂腺的成熟羊水脂肪细胞脱落逐渐增多，可以作为胎儿皮肤成熟度的评价指标之一。（图 10-49～图 10-56）

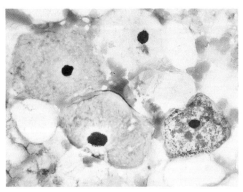

图 10-49　鳞状上皮细胞，胞体较大，胞质丰富，胞核小，染色质固缩成块，剖宫产患者，羊水

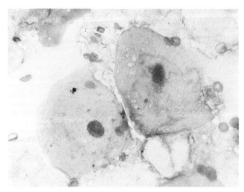

图 10-50　鳞状上皮细胞，羊水，亚甲蓝染色

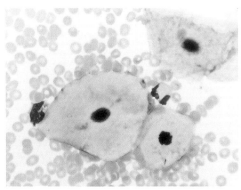

图 10-51　鳞状上皮细胞，羊水

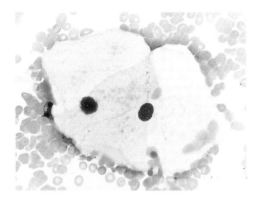

图 10-52　鳞状上皮细胞，胞质染色均匀，胞核角化固缩，羊水

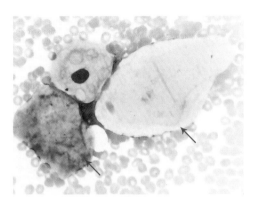

图 10-53　角化上皮细胞（箭头所指），胞核消失，羊水

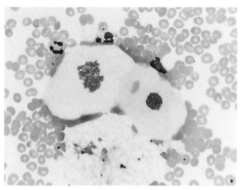

图 10-54　角化的鳞状上皮细胞，胞质苍白，胞核胀大，不规则形，染色质松散，甚至胞核消失，羊水

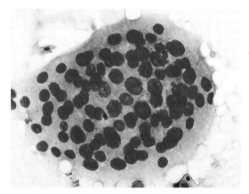

图 10-55　滋养层合胞细胞，胞体巨大，胞质丰富，胞核多达几十个，染色质颗粒状，核仁有或无，常见于产后、流产、绝经后子宫内膜脱落，人绒毛膜

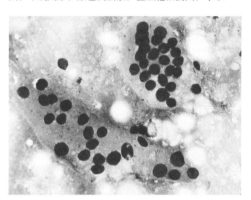

图 10-56　滋养层合胞细胞，胞体巨大，胞质丰富，胞核小，数目多个，染色质颗粒状，人绒毛膜

第五节　囊肿穿刺液

　　囊肿可分为鳞状上皮性囊肿和黏液囊肿。囊肿液中易见胆固醇结晶和巨噬细胞，根据囊肿性质可见其他细胞成分。主要用于囊肿炎症或出血性质的分析。（图 10-57～图 10-80）

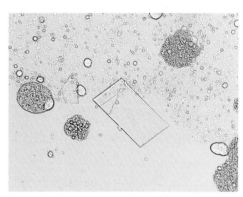

图 10-57　脂肪颗粒细胞伴胆固醇结晶，肾上腺囊肿穿刺液，未染色，×400

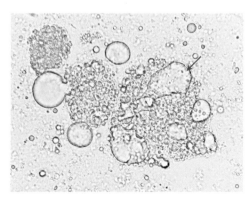

图 10-58　脂肪颗粒细胞，含大小不等的脂肪滴（箭头所指），肾上腺囊肿穿刺液，未染色，×1000

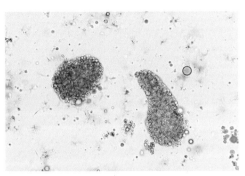

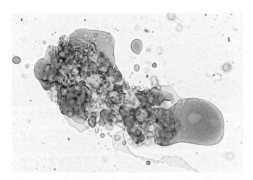

图 10-59　脂肪颗粒细胞，苏丹Ⅲ染色颗粒呈橘红色，肾上腺囊肿穿刺液，×400

图 10-60　脂肪颗粒细胞，胞体崩裂，苏丹Ⅲ染色强阳性，肾上腺囊肿穿刺液

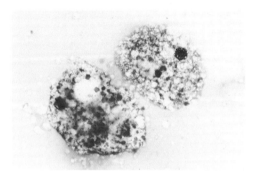

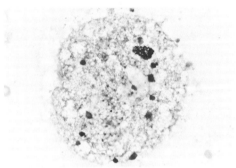

图 10-61　泡沫细胞，肾上腺囊肿穿刺液

图 10-62　泡沫细胞，肾上腺囊肿穿刺液

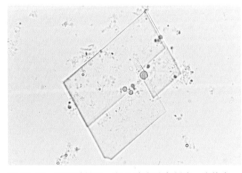

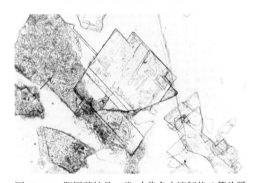

图 10-63　胆固醇结晶，肾上腺囊肿穿刺液，未染色

图 10-64　胆固醇结晶，瑞-吉染色中溶解状（箭头所指），肾上腺囊肿穿刺液

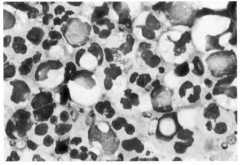

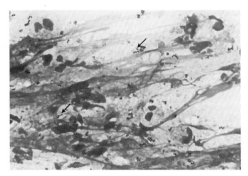

图 10-65　背景以中性粒细胞为主，易见巨噬细胞，可见成堆细菌，提示细菌感染，眼睑板囊肿穿刺液

图 10-66　可见中性粒细胞和散在分布的革兰阳性球菌（箭头所指），提示细菌感染，眼睑板囊肿，革兰染色，眼睑板囊肿穿刺液

体液细胞学图谱

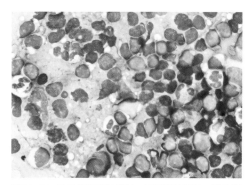

图 10-67　淋巴细胞明显增多，病毒性结膜炎，眼睑板囊肿穿刺液

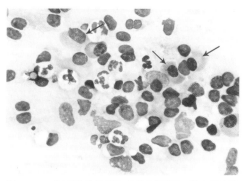

图 10-68　反应性淋巴细胞（箭头所指），眼睑板囊肿穿刺液

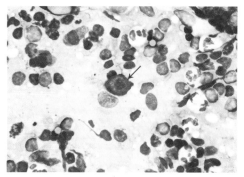

图 10-69　肥大细胞（箭头所指），眼睑板囊肿穿刺液

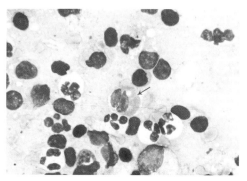

图 10-70　嗜酸性粒细胞（箭头所指），眼睑板囊肿穿刺液

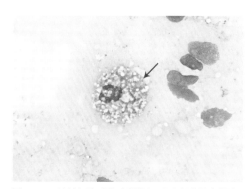

图 10-71　泡沫细胞（箭头所指），眼睑板囊肿穿刺液

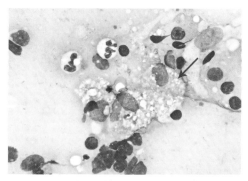

图 10-72　巨噬细胞（箭头所指），眼睑板囊肿穿刺液

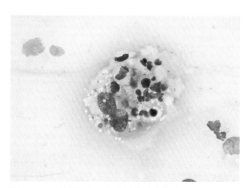

图 10-73　巨噬细胞，眼睑板囊肿穿刺液

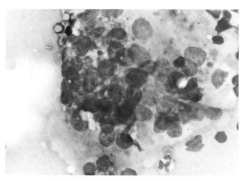

图 10-74　多核巨细胞，眼睑板囊肿穿刺液

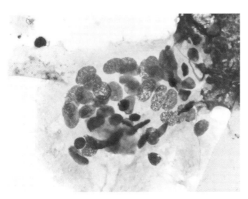

图10-75 多核巨细胞，胞体巨大，不规则，胞质丰富，含几十个胞核，排列无序，眼睑板囊肿穿刺液

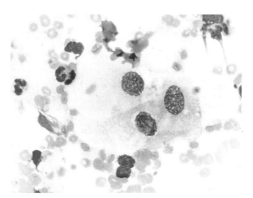

图10-76 上皮细胞，胞体大，胞质灰蓝色，胞核椭圆形，核染色质疏松网状结构，眼睑板囊肿穿刺液

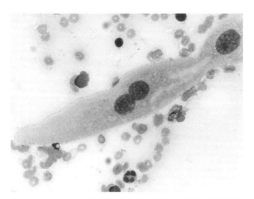

图10-77 上皮细胞，长梭形，双核，眼睑板囊肿穿刺液

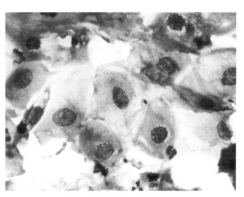

图10-78 上皮细胞，眼睑板囊肿穿刺液

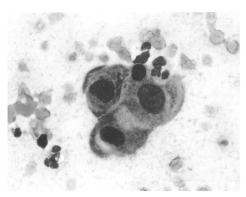

图10-79 上皮细胞，眼睑板囊肿穿刺液

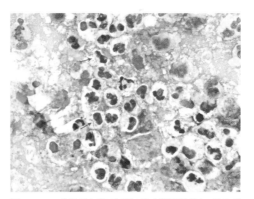

图10-80 中性粒细胞吞噬细菌（箭头所指），鼻窦囊肿穿刺液

第六节 肿物细针穿刺

通过肿物细针穿刺对肿物性质进行分析。浅表肿块可经皮直接穿刺，深部肿块可在超声、CT引导下经皮穿刺活检，手术的标本可以直接穿刺活检。肿物细针穿刺主要用于肿物良恶性判断。（图10-81～图10-108）

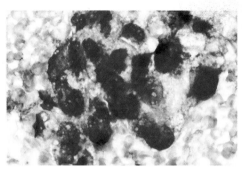

图 10-81　恶性细胞，粘连成团，细胞畸形，有退化感，纵隔肿物

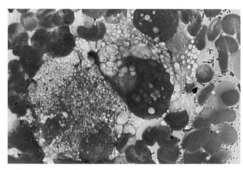

图 10-82　恶性细胞，胞体巨大，胞质泡沫状，胞核大有空泡、核仁较大，纵隔肿物

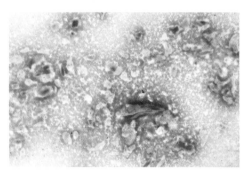

图 10-83　鳞癌细胞，细胞形态畸形，呈纤维状、蝌蚪形，胞质毛玻璃样蓝色，背景常见中性粒细胞为主的炎症反应和坏死现象，胞核固缩，鳞癌患者，肩部肿物穿刺，×400

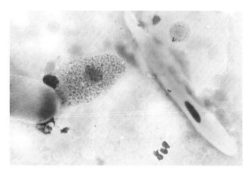

图 10-84　鳞癌细胞，胞体成长条形，鳞癌患者，肩部肿物穿刺

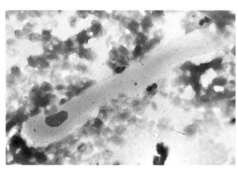

图 10-85　鳞癌细胞，鳞癌患者，肩部肿物穿刺

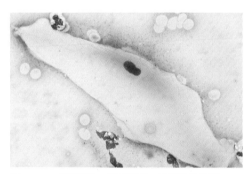

图 10-86　鳞癌细胞，鳞癌患者，肩部肿物穿刺

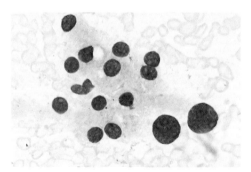

图 10-87　正常肝脏细胞，胞体大小不等，胞质丰富，核圆形或椭圆形，肝穿刺液

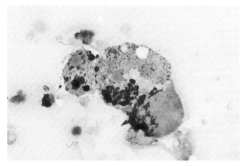

图 10-88　凋亡细胞，胞体较大，胞质着色不均匀，可见凋亡小体、脂质分解物和空泡，肝穿刺液

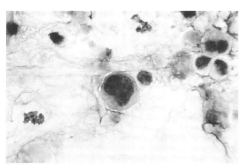

图 10-89 肿瘤细胞，胞体大，类圆形，胞质嗜碱性，胞核大，畸形，可见核仁，肝穿刺液

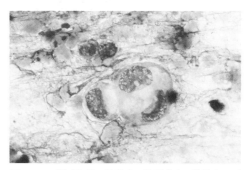

图 10-90 肿瘤细胞，胞体大，胞质丰富，胞核大，可见单核和双核，椭圆形或畸形，染色质粗网状，核仁模糊，肝穿刺液

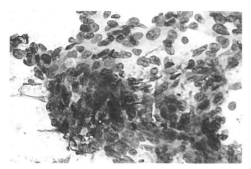

图 10-91 腺癌细胞，细胞边界不清，核质比较高，核大小不一，染色质粗糙，核仁较大，肺腺癌患者，肺穿刺物，×400

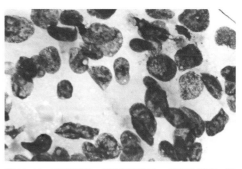

图 10-92 腺癌细胞，细胞排列紊乱，核质比较高，胞核畸形，核仁明显，肺腺癌患者，肺穿刺物

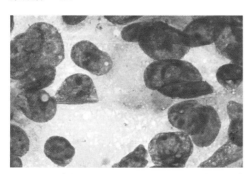

图 10-93 腺癌细胞，胞核畸形，可见明显核仁，肺腺癌患者，肺穿刺物

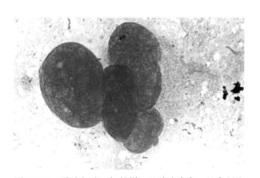

图 10-94 腺癌细胞，裸核样，肺腺癌患者，肺穿刺物

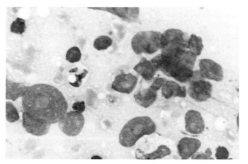

图 10-95 鳞癌细胞，胞体大，胞核大，核仁大、清晰，鼻腔肿物穿刺

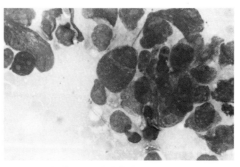

图 10-96 鳞癌细胞，细胞粘连成团，排列紊乱，鼻腔肿物穿刺

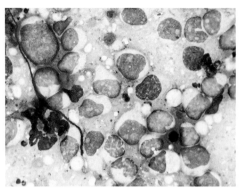

图 10-97 淋巴瘤细胞，细胞大小不一，胞核大，染色质细致，核仁明显，鼻腔肿物穿刺

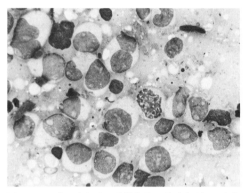

图 10-98 淋巴瘤细胞，胞体偏大，胞质嗜碱性，胞核大，染色质细腻，鼻腔肿物穿刺

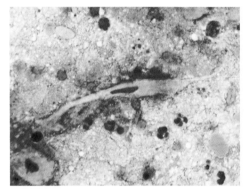

图 10-99 高分化鳞癌细胞，形态各异，圆形或梭形，胞质呈蓝色毛玻璃样，胞核固缩，上颌窦穿刺

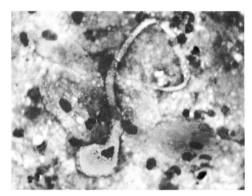

图 10-100 高分化鳞癌细胞，上颌窦肿物穿刺

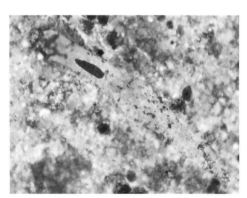

图 10-101 高分化鳞癌细胞，胞体巨大，长梭形，胞质可见大小不等颗粒，胞核固缩、长条形，上颌窦穿刺

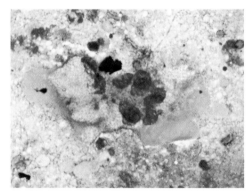

图 10-102 高分化鳞癌细胞，胞体畸形，胞核畸形，核仁大，隐约可见，上颌窦肿物穿刺

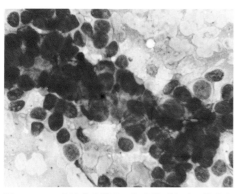

图 10-103 黏液表皮样癌，细胞排列紊乱，粘连成团，染色质细致，核仁明显，舌下肿物穿刺

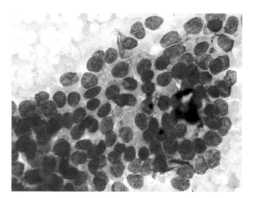

图 10-104 黏液表皮样癌，细胞成片，舌下肿物穿刺

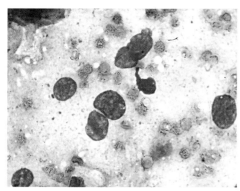

图 10-105 鳞癌细胞，裸核样，鳞癌患者，舌肿物穿刺

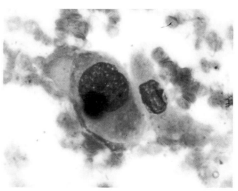

图 10-106 低分化鳞癌细胞，胞体大小不一，畸形，胞质丰富，强嗜碱性，胞核大，染色质紊乱，核仁大明显，舌肿物穿刺

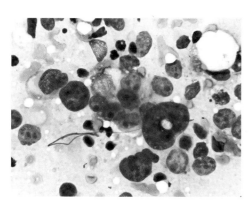

图 10-107 鼻咽癌细胞，胞体大小不等，胞核大，核仁明显，淋巴结细针穿刺

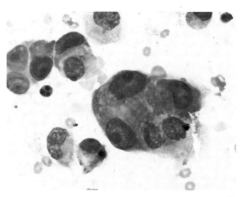

图 10-108 腺癌细胞，成团分布，胞体浆界不清，胞核大，核仁大而明显，淋巴结细针穿刺

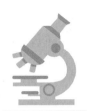

第十一章 各种染色方法图谱

体液标本在未染色的情况下，部分有形成分不易鉴别或分类，为了提高检验质量，根据染液特征及有形成分的着色特点，有针对性地选择染色方法，可以更好地辨别体液中各种有形成分。本章节图未标注放大倍数均为1000倍。

一、瑞-吉染色

瑞-吉染色是瑞氏染色和吉姆萨染色相结合的染色方法。单纯的瑞氏染液对胞质、中性颗粒等着色较好，但胞核着色较差。吉姆萨染液对细胞核、寄生虫（如疟原虫）核质着色较好，结构更清晰，但对胞质着色较差。两种染色法结合后，可使细胞质、颗粒及胞核等获得满意的染色效果，有利于细胞形态的鉴别和分析。瑞-吉染色是目前最简单、最常用的染色方法之一。（图11-1、图11-2）

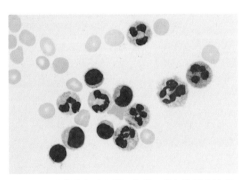

图11-1 中性粒细胞和淋巴细胞，粒细胞颗粒清晰，脑脊液，瑞-吉染色

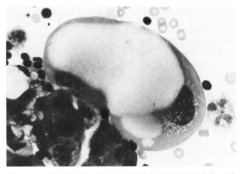

图11-2 腺癌细胞，染色后胞质与胞核结构清晰，胸腔积液，瑞-吉染色

二、刘氏染色

刘氏染色法，改良自瑞氏染色法，由台湾大学刘祯辉教授于1953年研究发明，主要用于血细胞形态分类及组织学的简易染色；此外，还可以作为阴道

分泌物（滴虫）、痰液、脓液等标本的染色。（图11-3、图11-4）

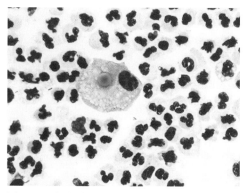

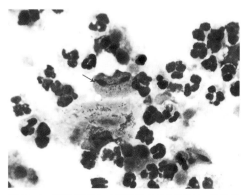

图11-3　吞噬细胞伴中性粒细胞，尿液，刘氏染色

图11-4　阴道毛滴虫二分裂期（箭头所指），核质清晰，阴道分泌物，刘氏染色

三、结晶紫-沙黄（SM）染色、S染色

结晶紫-沙黄（Sternheimer-Malbin，SM）与S染色是活体染色法，根据标本中有形成分的化学性质不同，对染料的着色能力不同，有形成分呈现不同颜色，结构更加清晰，易于辨认，而且不改变有形成分的原有形态，还可以鉴别活细胞、死细胞，常用于尿液细胞和管型的鉴别。（图11-5、图11-6）

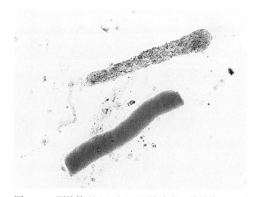

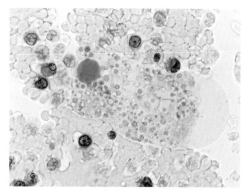

图11-5　颗粒管型（上方），颗粒清晰，蜡样管型（下方），尿液，SM染色

图11-6　吞噬细胞与白细胞，SM染色可以鉴别细胞的死活，死细胞胞质粉红色，胞核呈深紫红色，活细胞胞质淡蓝色，胞核深蓝色或淡紫色，尿液，SM染色

四、妇科白带多功能染液染色

妇科白带多功能染液染色，利用化学反应分子之间相互吸附的原理使各种有形成分染色，达到对细胞和微生物病原体的鉴别，该种染色法染色快速、操作简单，适用于白带、胸腹水、前列腺液等标本的染色。常用于白带涂片染色，可以区分滴虫、念珠菌属、细菌、线索细胞、纤毛菌、双球菌、白细胞及核异质细胞。（图11-7、图11-8）

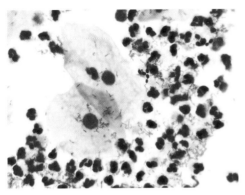

图 11-7 中性粒细胞明显增多，可见真菌、鳞状上皮细胞，阴道分泌物，妇科白带多功能染液染色

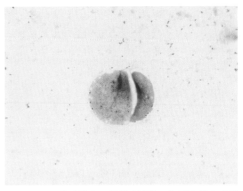

图 11-8 阴道毛滴虫，阴道分泌物，妇科白带多功能染液染色

五、革兰染色

革兰（Gram）染色法，由丹麦病理学家 Christain Gram 于 1884 年创立，是细菌学中重要的染色方法，主要用于革兰阳性菌和革兰阴性菌的鉴别。革兰阳性菌呈紫色，革兰阴性菌呈红色。（图 11-9、图 11-10）

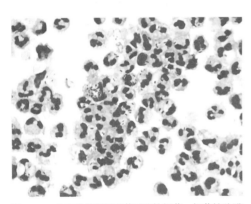

图 11-9 中性粒细胞吞噬革兰阴性杆菌，细菌性脑膜炎，脑脊液，革兰染色

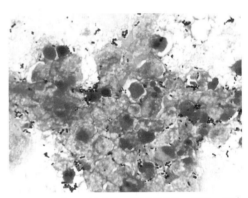

图 11-10 革兰阳性球菌，泌尿系感染，尿液，革兰染色

六、抗酸染色

抗酸（acid-fast）染色法，由埃利希（F.Ehrlich）于 1882 年首创并经 F. 齐尔（Ziehl）改进创造出的细菌染色法，主要用于分枝杆菌（结核分枝杆菌）的鉴别。分枝杆菌抗酸染色阳性（菌体呈红色），诺卡菌抗酸染色阴性。（图 11-11、图 11-12）

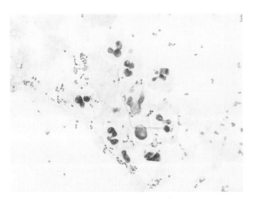

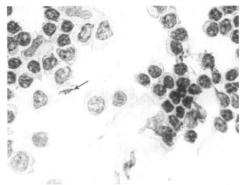

图 11-11　细菌，抗酸染色阴性，脑脊液

图 11-12　抗酸杆菌（箭头所指），结核性胸膜炎，胸腔积液，抗酸染色阳性

七、弱抗酸染色

弱抗酸染色与抗酸染色基本相同，抗酸染色时由于诺卡菌及放线菌可呈弱抗酸性，取培养菌落涂片染色时，呈现两种现象，视野中有些细菌阳性，另外一些则阴性，脱色时改用 1% 的硫酸水溶液可使诺卡菌和放线菌呈红色阳性。其他细菌染蓝色。（图 11-13、图 11-14）

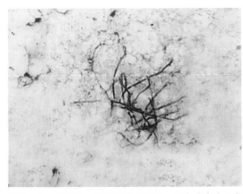

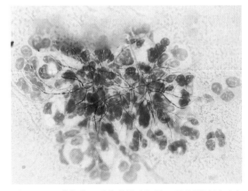

图 11-13　诺卡菌，弱抗酸染色阳性，肺泡灌洗液（李曦　供图）

图 11-14　诺卡菌，弱抗酸染色阳性，肺泡灌洗液（李曦　供图）

八、墨汁染色

墨汁染色是检测隐球菌的经典方法，操作简单。光镜下可见黑色背景和透亮的隐球菌，隐球菌形态特征明显，可以清楚地分辨荚膜和菌体内部结构。（图 11-15、图 11-16）

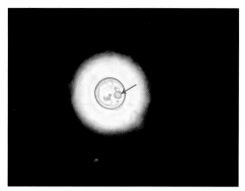

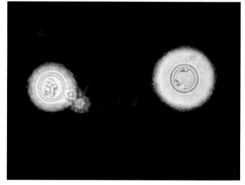

图 11-15　新型隐球菌，荚膜肥厚，孢子内小球形脂质成分（红箭所指），脑脊液，墨汁染色

图 11-16　新型隐球菌，芽生孢子（红箭所指），荚膜肥厚，脑脊液，墨汁染色

九、六胺银染色

六胺银染色法（GMS）通过酸氧化真菌细胞壁上的多糖，使多糖暴露出醛基，醛基将胺银还原为黑色金属银，此法使真菌细胞壁着棕黑色，可清晰显示出真菌轮廓和形态。六胺银染色常用于真菌菌丝及孢子鉴别；耶氏肺孢子菌色囊内容物不着色，囊壁为褐色、边缘色深，包囊外形呈塌陷空壳状或压扁的乒乓球样外观，包囊常成堆出现，内可见典型的囊内小体；放线菌、诺卡菌、链霉菌、网状纤维、弹力纤维等染成黑色。（图 11-17、图 11-18）

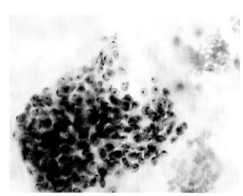

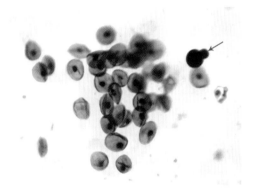

图 11-17　耶氏肺孢子菌，肺泡灌洗液，六胺银染色

图 11-18　马拉色菌（箭头所指），球形芽生孢子，芽颈较窄，没有突出的芽痕，形似"手雷"状，上方为耶氏肺孢子菌，皮肌炎患者，肺泡灌洗液，六胺银染色（胡龙华　供图）

十、巴氏染色

巴氏染色法是阴道脱落细胞检查中最常用的染色方法。特别是细胞核染色质的细微结构清晰、分色明显、胞质透明、多彩鲜艳等特点，适用于临床细胞学检查，如浆膜腔积液、泌尿道及女性生殖道脱落细胞学检查。（图 11-19、图 11-20）

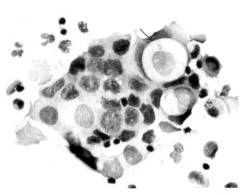

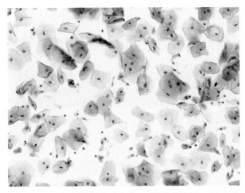

图 11-19 鳞癌细胞，嵌合体（箭头所指），胸腔积液，巴氏染色

图 11-20 宫颈鳞状上皮细胞，阴道分泌物，巴氏染色，×400

十一、苏木精-伊红染色

苏木精-伊红染色法，又称 HE 染色法，是组织与胚胎学、病理学最基本的染色方法，使用广泛。苏木精染液为碱性染料，主要使细胞核内的染色质与胞质内的核糖体着紫蓝色，伊红为酸性染料，可使细胞质和细胞外基质中的成分着红色。（图 11-21、图 11-22）

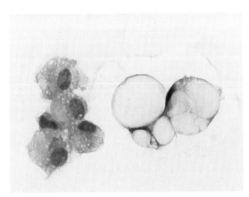

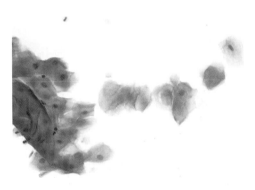

图 11-21 印戒样巨噬细胞，胸腔积液，HE 染色

图 11-22 鳞状上皮细胞，痰液，HE 染色

十二、碘染色

碘染色主要用于病原微生物的着色和媒染，也常用于鉴别标本中淀粉颗粒或含淀粉成分物质，这些含淀粉成分的物质在染液的作用下，呈紫色或紫黑色，此外，碘染色还可以用于寄生虫的染色，可使其内部结构更加清晰，有利于寄生虫种类的鉴别。（图 11-23、图 11-24）

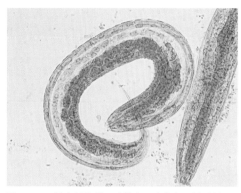

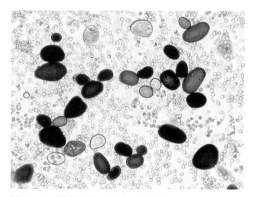

图 11-23　钩虫杆状蚴，碘染色呈金黄色，前端钝圆，后端尖细，口腔细长，被覆透明、不着色的鞘膜，生殖原基小，粪便

图 11-24　淀粉颗粒，尿液，碘染色，×200

十三、铁苏木素染色

铁苏木素染色主要用于各种阿米巴和蓝氏贾第鞭毛虫等原虫滋养体和包囊的鉴定。染色后的原虫胞质成灰褐色，虫体内核结构清晰，核周染色质粒、核仁及溶组织内阿米巴滋养体吞噬的红细胞均被染成黑色，糖原泡则被溶解成空泡状。（图 11-25、图 11-26）

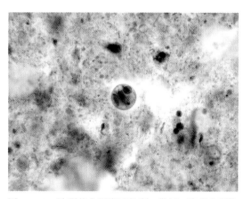

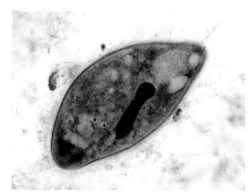

图 11-25　波列基内阿米巴包囊，粪便，铁苏木素染色，×1000

图 11-26　结肠小袋纤毛虫，滋养体呈长圆形，大小与受精蛔虫卵相近，虫体借纤毛摆动呈快速旋转运动，纤毛、胞口、胞肛及蓝黑色大核清晰可见，铁苏木素染色，×1000

十四、苏丹Ⅲ染色

苏丹Ⅲ染液是一种脂溶性染料，易溶于醇类，更易溶于脂肪，当与标本中的脂肪滴或含脂肪成分接触时，染料会脱离乙醇而溶于这些有形成分中，使之呈橙红色阳性，易于在显微镜下观察和辨认。用于含有脂肪成分（如脂肪滴、脂肪颗粒、脂肪管型等）染色鉴别。（图 11-27、图 11-28）

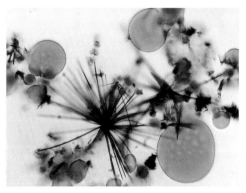

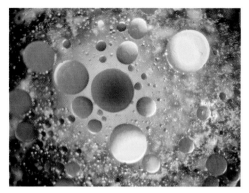

图 11-27 脂肪滴，针束状结晶为苏丹Ⅲ结晶，乳糜尿，苏丹Ⅲ染色

图 11-28 脂肪滴，粪便，苏丹Ⅲ染色（暗视野）

十五、铁染色

铁染色可使细胞内铁在酸化的亚铁氰化钾溶液中反应，生成蓝色的氰化铁沉淀，呈弥散颗粒状或斑块状。在持续性出血的积液中，巨噬细胞吞噬的红细胞破坏后形成含铁血黄素颗粒，铁染色呈蓝色，尿液含铁血黄素阳性多见于血管内溶血患者，尤其对阵发性睡眠性血红蛋白尿的诊断有参考价值。（图 11-29、图 11-30）

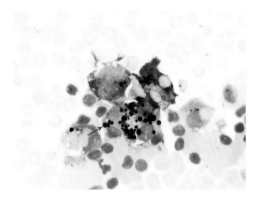

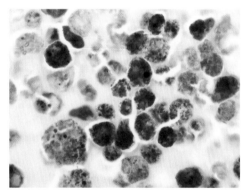

图 11-29 含铁血黄素吞噬细胞，铁染色颗粒染深蓝色阳性（箭头所指），脑出血，脑脊液

图 11-30 含铁血黄素吞噬细胞，胞质颗粒呈蓝色，甲状腺囊液，铁染色强阳性

十六、过碘酸希夫染色（PAS）

过碘酸希夫（Periodic Acid Schiff，PAS）染色，又称糖原染色。一般用来鉴别多糖物质，如细胞内的糖原和黏蛋白、黏多糖、糖脂类（如脑苷脂）等，也可用于真菌染色。PAS 阳性颗粒呈紫红色。（图 11-31、图 11-32）

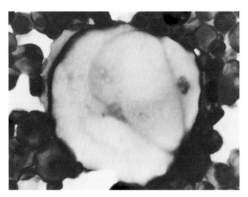

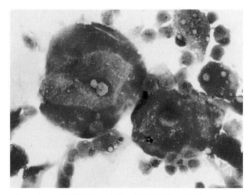

图 11-31　腺癌细胞，胸腔积液，糖原染色　　　　图 11-32　吞噬细胞，尿液，糖原染色强阳性

十七、亚甲蓝染色

亚甲基蓝染色，又称美兰（Methylene bule）染色法，是单染色法的一种，简便易行，常作为细菌抗酸染色复合染液成分之一。在病理标本或其他组织标本用作核染色，与焰红作对比染色；还可以用于小动物及神经组织活体染色；与曙红用于血细胞染色和鉴别培养基的制作。（图 11-33、图 11-34）

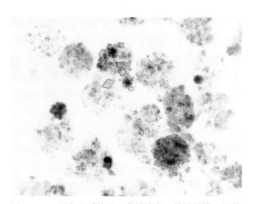

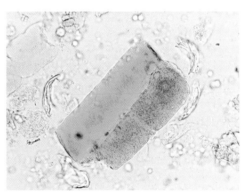

图 11-33　橙色血质结晶，背景清晰，结晶易辨，甲状　　图 11-34　重叠管型，尿液，亚甲蓝染色
腺囊液，亚甲蓝染色

十八、Diff-Quik 染色

Diff-Quik 染色是细胞学检查中一种常用的快速染色方法，一般在 90 秒以内即可完成染色，是在瑞氏染色基础上改良而来，WHO 推荐的快速染色方法，染色效果与瑞氏染液相似。主要用于阴道分泌物涂片、脱落细胞涂片及精子染色。（图 11-35、图 11-36）

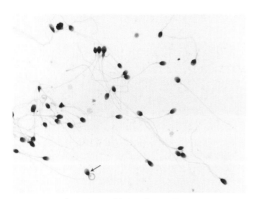
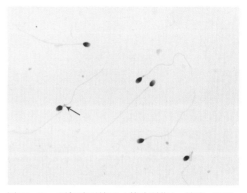

图 11-35　卷尾精子（箭头所指），精液，Diff-Quik 染色

图 11-36　颈部畸形精子（箭头所指），精液，Diff-Quik 染色

十九、复合染色

　　为了更好地鉴别体液中的有形成分，在实际工作中可以尝试复合染色，即在同一份标本中采用两种染色法，使有形成分呈现不同的颜色，如中性红＋甲基绿染色、瑞-吉＋苏丹Ⅲ染色等。观察隐球菌荚膜，可以使用中性红＋甲基绿染色法，染色后孢子内脂质颗粒结构更清晰；鉴别脂肪颗粒细胞，使用瑞-吉＋苏丹Ⅲ染色法，脂肪滴呈橘红色、胞质嗜碱性浅染，细胞核呈紫红色，结构清晰，易于辨认。（图 11-37、图 11-38）

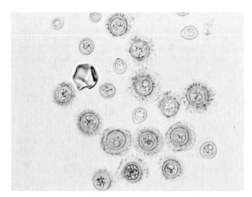
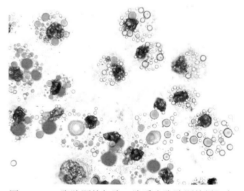

图 11-37　新型隐球菌，荚膜无色，荚膜外缘呈放射状染黄色，内含脂质颗粒染棕红色，脑脊液，中性红＋甲基绿复合染色

图 11-38　脂肪颗粒细胞，胞质内脂肪颗粒橘红色，胞核呈紫红色，胸腔积液，瑞-吉染色＋苏丹Ⅲ复合染色

参考文献

［1］尚红，王毓三，申子瑜.全国临床检验操作规程［M］.4版.北京：人民卫生出版社，2015.

［2］吴茅.浆膜积液细胞图谱新解及病例分析［M］.北京：人民卫生出版社，2018.

［3］吴茅.常规浆膜积液细胞图谱［M］.杭州：浙江科学技术出版社，2008.

［4］周道银，张乐之.胸腹细胞腔积液细胞诊断学图谱［M］.北京：人民军医出版社，1997.

［5］周道银.体液细胞学检验诊断与疑难病例分析［C］.中华医学会第七次全国检验医学学术会议，2004：19-22.

［6］闫立志.尿液有形成分图谱新解及病例分析［M］.长沙：湖南科学技术出版社，2019.

［7］王建中，张时民，刘贵建，等.临床检验诊断学图谱［M］.北京：人民卫生出版社，2012.

［8］龚道元，张时民，黄道连.临床基础检验形态学［M］.北京：人民卫生出版社，2019.

［9］张纪云，龚道元.临床检验基础［M］.北京：人民卫生出版社，2020.

［10］张时民.实用尿液有形成分分析技术［M］.北京：人民卫生出版社，2020.

［11］侯熙德，周善仁.临床脑脊液细胞学［M］.江苏：江苏科学技术出版社，1986.

［12］粟秀初，孔凡元.实用脑脊液细胞学彩色图谱［M］.2版.北京：人民军医出版社，1996.

［13］粟秀初，孔繁元.神经系统临床脑脊液细胞学［M］.北京：人民军医出版社，2001.

［14］何俊瑛，孔繁元，郭力.临床脑脊液细胞学诊断［M］.石家庄：河北科学技术出版社，2007.

［15］何俊瑛，卜晖，邹月丽，等.临床脑脊液细胞诊断学［M］.石家庄：河北科学技术出版社，2018.

［16］张国军.脑脊液临床实验室检查策略［M］.北京：人民卫生出版社，2018.

［17］李凤巧，胡启芹.56例蛛网膜下腔出血患者脑脊液细胞学检测分析［J］.山东医药，2005，17（45）：69.

［18］张峰，崔巍．北京协和医院寄生虫彩色图谱［M］．北京：中国医药科技出版社，2015.

［19］周怀瑜，刘登宇，彭鸿娟．人体寄生虫学彩色图谱［M］．西安：西安交通大学出版社，2017.

［20］余森海，许隆祺．人体寄生虫学彩色图谱［M］．北京：中国科学技术出版社，1992.10.

［21］许隆祺，图说寄生虫学与寄生虫病［M］．北京：北京科学技术出版社，2016.

［22］曹兴午，徐晨，李宏军，等．精液脱落细胞学与睾丸组织病理学［M］．北京：北京大学医学出版社，2017.

［23］世界卫生组织．人类精液检查与处理实验室手册［M］．北京：人民卫生出版社，2011.

［24］袁长巍，曹兴午．精液脱落细胞检测在无精子症中的应用价值［J］．现代检验医学杂志.2016，31（6）：1-7.

［25］熊承良，商学军，刘继红．人类精子学［M］．北京：人民卫生出版社，2013.

［26］唐军民，张雷．组织学与胚胎学［M］．2版．北京：北京大学医学出版社，2009.

［27］查锡良．生物化学［M］．7版．北京：人民卫生出版社，2010.

［28］刘燕，陈燕．腹腔引流液检出肠腔内容物1例［J］．临床检验杂志.2017，9（35）：719-720.

［29］刘树范，阚秀．细胞病理学［M］．北京：中国协和医科大学出版社.2011.

［30］赵澄泉，周先荣，隋龙，等．宫颈癌筛查及临床处理［M］．北京：北京科学技术出版社，2017.

［31］Ritu Nayar，David Wilbur. The Bethesda System for Reporting Cervical Cytology: Definitions, Criteria, and Explanatory Notes［M］.Third Edition. New York: Springer International Publishing Switzerland，2015.

［32］马博文．支气管与肺细胞病理学诊断［M］．北京：人民军医出版社，2011.

［33］基尼．细胞病理学鉴别诊断彩色图谱-脱落和穿刺细胞病理学［M］．张慧英，译．天津：天津科技翻译出版公司，2000.

［34］王辉，钱渊，李若瑜．临床微生物学手册［M］．11版．北京：中华医学电子音像出版社，2017.

［35］陈东科，孙长贵．实用临床微生物学检验与图谱［M］．北京：人民卫生出版社，2011.

［36］林凡，晋雯．实用细针穿刺病理学［M］．北京：科学出版社，2008.

图书在版编目（CIP）数据

体液细胞学图谱 / 段爱军，吴茅，闫立志主编. —长沙 ：湖南科学技术出版社，2021.1（2023.4重印）
ISBN 978-7-5710-0790-4

Ⅰ．①体… Ⅱ．①段… ②吴… ③闫… Ⅲ．①体液－细胞形态学－图谱 Ⅳ．①R446.8-64

中国版本图书馆 CIP 数据核字(2020)第 201459 号

体液细胞学图谱

主　　审：周道银
主　　编：段爱军　吴　茅　闫立志
出 版 人：潘晓山
责任编辑：王　李
出版发行：湖南科学技术出版社
社　　址：长沙市芙蓉中路一段 416 号泊富国际金融中心
邮购联系：本社直销科 0731-84375808
印　　刷：长沙超峰印刷有限公司
　　　　　（印装质量问题请直接与本厂联系）
厂　　址：宁乡市金州新区泉洲北路100号
邮　　编：410600
版　　次：2021 年 1 月第 1 版
印　　次：2023 年 4 月第 2 次印刷
印　　数：6001~7500
开　　本：787mm×1092mm　1/16
印　　张：16
字　　数：317 千字
书　　号：ISBN 978-7-5710-0790-4
定　　价：118.00 元